不登校支援の手引き
児童精神科の現場から

山崎 透

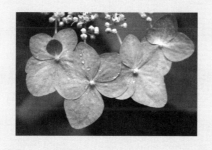

金剛出版

序　章

I　はじめに

　不登校という現象は，1940年代にJohnsonらが学校恐怖症（school phobia）として報告したのを端緒とし，我が国でも1950年代から少しずつ注目されるようになった。そして登校拒否という名称が一般的になった1970年代頃からは，原因論を中心に，児童精神科医の間でも論争が盛んになっていった。その後，1990年代に，当時の文部省が「不登校は誰にでも起こりうる」との見解を示してからは，「不登校」という呼び名が一般的になり，より広く認知されるようになった。

　不登校の社会的認知がすすんだとはいえ，下記のように，課題は山積している。

①極めて多様な病態を含むようになったため，不登校の支援が以前よりも複雑になった。
②フリースクールや適応指導教室など，不登校の子どもの成長を促す社会資源が，依然として不足している。
③義務教育終了後に彼らを受け入れる社会資源は，都市部を中心に増加しているものの，質・量ともに十分整備されているとは言いがたい。

　こういった課題があるにもかかわらず，学校現場や相談機関には，不登校への対応を現状でよしとする雰囲気が漂っており，目下の主な関心事は，発達障がいの対応へとシフトしているように見受けられる。これは，教育現場に限らず，わ

れわれ児童精神科領域でも同様であり，それは，関連学会で取り上げられる演題の推移（不登校の減少と発達障がいの増加，発達障がいの中では，注意欠如・多動症から自閉スペクトラム症へのシフト）をみれば明らかである。しかし，最近では，発達障がいを持つ子どもの不登校のリスクや，彼らへの対応の難しさが注目されてきている。また，不登校の背景に，子どもの自我の脆弱化，多様化した子どもの表れに柔軟に対応できない学校の体制，児童虐待をはじめとした家庭の支持機能の著しい低下など，深刻な問題が複雑に絡み，支援に苦慮するケースが増えてきている実感がある。

　したがって，不登校に関する知見の集積は，今後も重要な課題であり，不登校の子どもたちが心理的に成長して「自立した青年」になっていくために，子どもの支援を生業とするわれわれには，より一層の精進が求められているのではないだろうか。

II　不登校臨床の醍醐味と難しさ

　筆者は，これまでの経験の中で，不登校の臨床には児童精神科臨床のエッセンスがたくさん詰まっていると考えている。その一方で，これといったスタンダードがないために，独りよがりの診たてや支援に陥るリスクも高い，という難しさもある。以下に，不登校臨床の醍醐味と難しさについて簡単に述べる。

1．診たてと支援の難しさ

　　不登校は診断名ではないため，操作的診断（ICD，DSM）が役に立つことは稀である。したがって，個々のケースを診たてる力が，臨床家には常に問われることになる。

　　また，不登校の支援について，有用なガイドラインやアルゴリズムが存在しているとは言いがたい。したがって，相談に訪れた子どもをどう支援していくか，これまで培ってきた治療者の臨床力が問われることになる。

　　不登校臨床のこうした特徴を踏まえ，筆者は，「先人の教えや自らの経験を積み重ねて，『常識的な診たてや支援方法』を身につけ，それを骨格にしながら，個々のケースは『応用問題』として柔軟に対応していく」ことを常に心掛けている。

2．不登校の支援で学べること・経験すること

　　不登校の支援は，「人生に行き詰まった子どもが，自立した青年になっていくプロセスに伴走すること」であり，これは児童精神科臨床の基本でもある。不登校の子どもたちの支援に携わることで，改めて「大人になるまでの道のりを伴走することの大切さ」を教えられるが，それ以外にも学べることや経験することは多い。

　　その一つとして，子どもが持っている，いわゆるレジリエンスがある。中学生年代は，情緒や行動の問題が顕著で，家族を巻き込み，皆で混乱していたり，かたくなに内界にひきこもって，家族や治療者に背を向けていた子どもが，治療者の予想を超えて，青年期のある時期から安定し，他者との交流を再開して社会に踏み出していく，ということをしばしば

経験する。臨床家にとって,「あんなに大変だった子が,ここまで成長するんだ……」という感慨は,何にも代えがたいご褒美であり,児童精神科臨床を続けていくエネルギー源となっている。

　一方,不登校を主訴に来院した子どもが,経過中に,統合失調症などの精神疾患を発症していくプロセスを経験することがある。成人対象の精神科では,精神症状が顕在化した患者を診察することが圧倒的に多いため,児童精神科ならではの貴重な経験と言える。そして,こうしたケースを経験した場合には,それ以前に発症の兆候を見逃していなかったかなど,ケースの振り返りや,自分自身の診断技術の見直しが不可欠となる。

Ⅲ　不登校臨床についての雑感

　不登校の支援について,筆者が最近抱いている印象を,以下に列記する。

①不登校という現象は同じでも,自我が脆弱な中学生,面接が深まらない(内面を言語化できない)中学生が増えてきているのではないか。
②「不登校→ひきこもり→家庭内暴力」というパターンが減ってきているのではないか。子どもに暴れるだけのエネルギーがないのかもしれない。その一方で,自傷する子どもは増えているのではないか。
③家庭の支持機能は,どこまで低下するのだろうか……。

家庭や地域ではどうにもうまくいかず，本人の同意を得て入院治療に導入し，子どもは成長したとしても，家に帰せない，あるいは帰すのが心配な家庭が増えている。
④学校以外に，子どもが成長する場がなかなか増えていない。
⑤発達障がいの子どもの不登校は，まず，特別支援教育の充実などにより，可能な限り「予防」することが重要だと思うのだが，通級教室や特別支援学級の増設がすすむ一方で，通常学級における特別支援教育への意識が，以前に比べて希薄になっているのではないか。

IV　おわりに

筆者は，医療現場を主なフィールドとして，不登校の子どもたちの支援を実践してきた。また，地域の小学生にとって，学校以外に成長する場が少なかったため，NPO法人を設立して，不登校の小学生のためのフリースクールを運営した時期もあった。その他，教育相談のスーパーバイザーや講演など，病院外での活動も実践してきた。

本書は，不登校の子どもや保護者の支援について，筆者のこれまでの実践からその要点をまとめたものであり，エビデンスに基づいたものではないことをお断りしておく。また，不登校は，その背景や状態が個々に異なるため，個々のケース毎にオーダーメイドの支援が必要であることは言うまでもないが，それらすべてを網羅することは不可能であるため，支援をおこなう際に原則としている考え方を中心に執筆し

た。本書が，医療現場のみならず，相談機関や学校現場などで，不登校の子どもたちを支援しておられる方々に少しでもお役に立つことができれば，筆者としては望外の喜びである。

目　次

序　章　　　　　　　　　　　　　　　　　　　　　　　　　3
 I はじめに　5
 II 不登校臨床の醍醐味と難しさ　6
 III 不登校臨床についての雑感　8
 IV おわりに　9

第1章
不登校の診たて・諸段階・長期経過　　　　　　　　　　　15
 I 不登校の診たて　17
 II 不登校の諸段階　23
 III 不登校の長期経過　24

第2章
支援の要点　　　　　　　　　　　　　　　　　　　　　　25
 I 再登校の大変さを，周囲の大人に理解してもらう　27
 II 支援の目標が再登校ではないことを，周囲の大人に理解してもらう　28
 III 子どもの自主性を育てる　30
 IV 不登校に伴う身体症状に適切に対応する　31
 V その時々の子どもの心理状態を推察する　34
 VI それぞれの子どもに合った，
   支援やステップアップの方法を柔軟に設定する　35
 VII 子どもの心が揺れやすい時期，動きやすい時期を知っておく　37

Ⅷ　利用できる社会資源や中学卒業後の進路先について，
　　　　情報を把握し適切な助言をする　38

　　Ⅸ　再登校した時，子どもは過剰適応を示しがちであることを理解する　39

第3章
初回面接の要点　　　　　　　　　　　　　　　　　　　　　　43

　　Ⅰ　子どもとの初回面接　45

　　Ⅱ　保護者との初回面接の要点　51

　　Ⅲ　合同面接の要点　55

　　Ⅳ　初診後の支援計画の作成　56

第4章
学校との連携　　　　　　　　　　　　　　　　　　　　　　　59

　　Ⅰ　不登校支援における学校との連携の難しさ　61

　　Ⅱ　教師という職業の特徴と，学校のシステムを理解する　62

　　Ⅲ　学校との連携の実際　65

第5章
初診以後の子どもとの面接　　　　　　　　　　　　　　　　　69

　　Ⅰ　総論　71

　　Ⅱ　ひきこもりの時期の面接　73

　　Ⅲ　外界との交流の再開へ　77

　　Ⅳ　本格的な社会参加へ　80

第6章
初診以後の保護者面接　　　　　　　　　　　　　　　　　　　　85
 Ⅰ　保護者支援の要点　88
 Ⅱ　保護者面接での具体的なやり取り　91

第7章
発達障がい児の不登校支援——自閉スペクトラム症を中心に　　109
 Ⅰ　はじめに　111
 Ⅱ　ASD児の不登校のリスク　111
 Ⅲ　ASD児の不登校の特徴　112
 Ⅳ　支援の原則——通常学級の場合　114
 Ⅴ　おわりに　118

第8章
入院治療　　　　　　　　　　　　　　　　　　　　　　　　　121
 Ⅰ　児童精神科病棟における入院治療とは　123
 Ⅱ　入院治療への導入を考慮する時　125
 Ⅲ　入院治療にスムーズに導入するには　126
 Ⅳ　うまく導入できたら　128
 Ⅴ　入院治療による支援を実践してきて　129

付　章
児童精神科臨床における初回面接の要点　　　　　　　　　　　131
 Ⅰ　はじめに　133
 Ⅱ　初回面接の意義と目的　133
 Ⅲ　面接における治療者の姿勢　136

Ⅳ　初回面接までの下ごしらえ　138
　　Ⅴ　時間についての構造化　143
　　Ⅵ　初回面接で聴取すべき事柄　145
　　Ⅶ　診たておよび今後の方針についての説明　146
　　Ⅷ　筆者の実践している初回面接の手順について　151

あとがき　157

文　献　159

著者略歴　160

第 1 章

不登校の
診たて・諸段階・長期経過

I　不登校の診たて

1．不登校という現象を理解するには

　筆者は，不登校という現象を「子どもと学校の関係性の障害」の視点で捉えることから始めることにしている。というのは，「子どもが学校に行けない・行かない」ということは，とにもかくにも「子どもと学校の関係がうまくいっていない」ことは明確な事実だからである。その上で，子ども自身の特徴，現在の学校の状況を多面的に分析する。そして，もう一つ，家庭の状況も分析する必要がある。なぜなら，家庭は，子どもが学校という外の世界で消費したエネルギーを補充する，極めて重要な場だからである。このように，子ども，学校，家庭の3要素について評価した上で，子どもと学校の間で何が起こっているのか，子どもと家族の間で何が起こっているのか，それぞれの関係性についても評価していく。

　この三つの要素やそれぞれの関係性の中で，何がストレス要因やリスク要因になっているのかを分析するのと同時に，いわゆる緩衝要因（ストレスを緩和する要因：子ども自身の力量，家族の支え，友人の存在，担任のサポートなど）がどの程度機能していたか，ということにも目を向けることが，とても大切である。一般的に，子どもであれ大人であれ，多少のストレスがかかっても，他にストレスが重ならず，緩衝要因がうまく機能すれば，不適応や心身の不調にまで至らずに，何とか凌げることが多いものである。言い換えれば，複数のストレス要因が重なったり，緩衝要因が十分でない場合に，不適応や心身の不調に陥りやすくなるのだが，不登校と

いう現象は，その表現型の一つと考えられる。もちろん，深刻ないじめなど，単一のストレスがあまりにも大きい場合もあるが，多くのケースでは，上述した各要素が，比重の差こそあれ関与していると考える方が妥当であり，単純に一つの要因だけに注目して不登校を診たてるべきではない。

多面的な診たては，支援を実践する上でも極めて有用である。「子どもが弱いから」，「親の育て方が悪いから」，「学校が問題だから」といった，いわゆる「単一原因論」に基づく不登校の診たてでは，周囲の大人が互いに「犯人探し」に囚われ，協力し合って適切な支援をおこなうことが難しくなりがちである。一方，多面的な診たてを保護者や教師と共有できると，保護者も教師も，自分たちが不登校という現象の内側にいることを理解し，「犯人探し」から離れて，「じゃあ私たちは，この部分に気をつけていきます」「今後は，こんなふうにやってみます」といった，いわゆる「未来志向」の姿勢で協働しやすくなる。

2．子どもの評価

子どもを評価する主な観点としては，以下のようなことが挙げられる。子どもの面接や，保護者や教師からの聞き取り，必要に応じて発達検査などを施行して評価することになる。ここでは，主にリスク要因となる項目を挙げている。

①不登校にまつわる現在の心理状態（学校や外界に背を向けているか，将来に対する不安をどの程度抱いているか，現状を受け入れて何とかしたいという心境になりつつあ

るか，など）
②現在の情緒・行動上の問題（退行，昼夜逆転，ひきこもり，家庭内暴力，自傷行為，非行，など）
③子どものパーソナリティ・行動特性（ひっこみ思案，頑張り屋，几帳面，完全主義的，衝動コントロールが未熟，など）
④精神疾患の有無（不安障害，気分障害，など），身体疾患の有無[注1]
⑤発達障がいの有無（自閉スペクトラム症，注意欠如・多動症，限局性学習症，発達性協調運動症，知的発達症など）
⑥不登校前の学校生活の様子（教室での様子，友人の有無，部活動の状況，学業の成績，学級委員など役員の有無，など）
⑦生育歴上の問題（トラウマとなるような出来事，克服できていない発達課題の有無，など）

3．学校環境の評価

　学校環境の評価については，当初は主に子どもや保護者からの情報に頼らざるを得ないため，やや客観性に乏しいこともあるが，少なくとも子どもや保護者はそう捉えている，と理解した上で評価する。そして，学校と連携可能になった時には，その情報も加味して修正する。主なリスク要因としては以下のような項目が挙げられる。

注1）症状の内容や程度によっては，疾患の治療が優先される。

①学校の全般的な状況（ルールが厳格,学業の負担が多い,部活動に力を入れている,ハードな行事が多い,非行や授業妨害など学校全体が荒れている,など）
　②クラスの状況（担任が厳しい,ルールや罰則が厳しい,学級崩壊の状態にある,いじめが日常的に横行している,不登校の子どもが多い,発達障がいの子どもが過ごしやすい配慮がまったくされていない,など）
　③部活動の状況（練習がハード,レギュラー争いが激しい,顧問の指導が厳しい,上下関係が厳しい,など）

4．家庭環境の評価

　家庭環境の評価は,子どもと保護者,つまり当事者からの聴取が主要な情報源になるため,保護者が話したくない事柄については,把握できないことも多い。また,リスク要因を聴取することによって,保護者が「非難された」という印象を抱かないよう,聞き取りには細心の注意を払わなければならない。初診以後,学校との連携が可能になり,貴重な情報が得られることもある。主なリスク要因としては以下のことが挙げられる。

　①家族の支持機能を低下させている諸要因（両親の多忙さ,両親の養育能力・心身の健康度,両親の不和,DV,離婚・死別による片親,再婚,両親と祖父母との関係の悪さ,祖父母の介護,貧困,など）
　②同胞の状況（不登校,家庭内暴力,自傷,非行,精神疾患,など）

5．子どもと学校の関係性の評価

　　　①他児との関係上の問題（級友・部員からの孤立・いじめ，など）

　　　②教師との関係上の問題（教師からの叱責，学校や教師が設定したルールの重圧，頼りにしていた教師の転勤，など）

　　　③学校活動での挫折（部活動のパフォーマンス・レギュラー争い，テスト成績，学校行事での失敗，など）

6．子どもと家庭の関係性の評価

　　　①保護者との関係上の問題（厳しい躾・暴力などに伴う保護者への不安・恐怖，ネグレクトなど保護者の関わりの希薄さに伴う孤独感・孤立感，保護者の病状への不安など）

　　　②同胞との関係上の問題（同胞との比較・激しいライバル視，同胞からの暴力，不登校の同胞から受ける影響，など）

　　　③他の家族との関係上の問題（祖父母からの叱責・暴力などへの不安・恐怖，祖父母の病状への不安，など）

7．不登校の持つ肯定的な意味を推察する

　　　ここまでは，不登校の診たてについて，どちらかというとネガティブな観点から述べてきた。不登校は，確かに，子どもにとって深刻な挫折体験であり，保護者にとっても子どもの将来に不安を覚える出来事である。しかしその一方で，ほとんどの子どもにとって，不登校は，ストレスへの対処といったポジティブな側面も有している。

ここで，二つの例を挙げてみる。
　まず，学校で，たびたび深刻ないじめを受けているケースについて考えてみる。いじめを受け続けた末に学校を休み始める時，子どもは，「これ以上学校に行き続けたら，自分が壊れてしまうかもしれない」といった危機感を，いわば本能的に察知している可能性がある。そう捉えると，その子どもにとって不登校は，「自己を守るための回避行動」というポジティブな側面を有していると考えられる。このような場合に，いじめた生徒への対応をはじめとした，学校環境の整備をしっかりとおこなうことなく，子どもに再登校を促す支援者はまずいないであろう。本人の選択した「回避行動」を尊重し，当面は自宅でゆっくり休むことを支援しながら，いじめによる心の傷が癒え，「前に進もう」という気持ちが芽生えたところで，学校以外も含めた，心理的に成長できる場について一緒に考えていく，というのが常識的な支援である。
　次に，両親の不和や祖父母の介護など，家庭内の緊張や疲弊が顕著な状況の中で，不登校になったケースについて考えてみる。前述したように，家庭は，子どもが学校生活で消費したエネルギーを補充する場として，極めて重要な意味を持っている。したがって，両親が他のことにかかりきりで，「とても子どものことに気を配るゆとりがない」場合，家庭の支持機能が，いわゆるストレスの緩衝要因とならず，普段なら踏ん張れるような，学校でのちょっとしたトラブルや挫折でも，子どもにそれを凌ぐだけのエネルギーが残っていないため，学校を休み始める。すると，これまで他のことに心を奪われていた両親は，「子どもが学校に行かない」という事態

に驚き,親としての役割を果たしていなかったことに気づく。この場合には,子どもが意識しているかどうかは別にして,不登校が,両親の関心を取り戻すきっかけになる,というポジティブな役割を果たしていると考えることもできる。こうしたケースでは,両親の支持機能を強化することが支援の第一歩となる。

　以上のように,不登校の持つネガティブな側面のみならず,ポジティブな側面も視野に入れることで,適切な支援の手がかりが見えてくることが多い。したがって,支援者は,「子どもにとって,不登校にどのようなポジティブな意味があるのか」,「子どもは,不登校を通して何を訴えているのか」などを,常に考える習慣を身につけなければならない。

II　不登校の諸段階

　不登校の諸段階について,齊藤[1]は,①不登校準備段階,②不登校開始段階,③ひきこもり段階,④社会との再会段階,の4種類の段階を設定し,「学校・社会活動への復帰」および「遷延性ひきこもり状態」も含めて,いくつかのパターンについて述べている。詳しい内容について,本書では割愛するが,個々のケースの評価や支援の方向性を検討する上で欠かせない知識であり,一度精読されることをお勧めする。

　さて,筆者が医療現場で出会うのは,ほとんどの場合,不登校開始段階の後半,もしくはひきこもり段階の子どもたちである。一部,すでに発達障がいの診断や支援を主訴に通院している子どもが,経過中に学校生活に行き詰まり始めた時

など，不登校準備段階や不登校開始段階の初期に関わることもあるが，その比率は少ない。したがって，本稿では，主に不登校開始段階の後半以降の支援に焦点をあてて述べることとする。

Ⅲ　不登校の長期経過

　不登校の子どもたちが，その後どのような経過を辿るのかに関しては，これまでさまざまな研究報告がある。その多くは，小中学校年代に不登校を経験した子どもの7～8割が，成人後の社会適応が良好であった，という結果である。こうした客観的な事実を保護者面接で伝えることで，保護者の焦りや失望感が和らぐこともあり，治療者が知っておくべき知見の一つとして重要である。また，教師の中には，とにかく学校に戻ってほしいという思いが強く（ある意味自然な事ではあるが），そうした思いで子どもや保護者に働きかけることで，かえって逆効果になっている場合がある。そのような時には，こうした研究の結果を織り交ぜながら支援について話し合うと，教師の肩の力が抜け，子どもに寄り添う対応になる，といった効果もある。

第2章

支援の要点

I　再登校の大変さを，周囲の大人に理解してもらう

　不登校という形で一度挫折した学校に再び戻ることが，子どもにとっていかに大変であるかということを，周囲の大人（保護者，教師，カウンセラーなど）がしっかり認識していないことがしばしばある。子どもと周りの大人，とりわけ保護者との認識のずれが，親子関係に軋轢をもたらしている，という状況を経験することも多い。このずれを修正しておかないと，保護者がどんな言葉がけをしてもなかなかうまくいかないものである。したがって，治療者が最初におこなうべきことは，「不登校になった子どもにとって，再び学校に戻るのはとても大変な仕事である」ということを，保護者や教師が理解できるように支援することである。

　しかし，保護者や教師が，子どもの視点に立つことが難しく，一般的な説明ではなかなか理解してもらえないこともある。こうした時，「例えば，大人が，職場の人間関係がうまくいかないために適応できず，心身が不調となって，しばらくお休みをしたとしましょう。ある程度不調が改善し，いざ元の職場に復帰しようとした時に，復職先のメンバーが，休む前とほとんど変わっていないとしたら，とても大変ではないでしょうか」などと，大人の世界に置き換えて説明すると腑に落ちやすいようである（特に教師は）。そして，「大人は，いざとなったら，転勤や転職など職場を変えることも比較的容易にできますが，子どもは，簡単に学校を変えることができませんからね」ということも付け加えている。

　こうした説明によって，再登校の大変さが理解できると，

保護者や教師の中に，腹をくくって子どもとじっくり付き合わなければならないのだな，という覚悟ができやすい。

II 支援の目標が再登校ではないことを，周囲の大人に理解してもらう

　筆者は，不登校の子どもの支援の目標を，「不登校という挫折体験をした子どもが，その傷を癒し，自分に合った場を見つけ，心理的に成長すること」，「再び社会的な場で活動し，自立した青年になること」に置いている。

　つまり，支援の目標を再登校に置いてはいない。その理由は二つある。一つめは，前述のように，不登校になった子どもにとって，原籍校に復学することは，特に中学生の場合にはなかなか厳しいことであり，それを目標にすることが，必ずしも最善の策とは思えないケースが多いためである。そして二つめは，再登校，すなわち「学校に行く・行かない」に目を奪われることで，子どもの内的作業など，優先的に取り組むべき課題が先送りになってしまうリスクがあるためである。

　しかし，不登校を主訴に相談に訪れた保護者が，子どもの再登校を願うのはある意味自然な事であり，再登校を目標としないという提案を受け入れがたいこともしばしばある。こうした時，筆者は，保護者の気持ちを汲みながらも，数回にわたる面接の中で，前述の二つの目標を提示しながら，自立への道のりを登山に喩え，「山頂（自立した青年になる）に辿りつくには，実にさまざまなルートがあります。お子さ

が力を蓄えて再び登山を開始しようとする時には，お子さんにとってのベスト・ルートを選択できるよう支援していきましょう。そういう意味では，『再登校』は選択肢の一つであり，成長の結果辿りつく，あるいは通過する場所の一つです。そういう位置づけの方が，お互い気が楽になると思います」などと述べながら，保護者が受け入れていくことを支援している。

　一方，連携することになった教師にも，保護者への説明と同様の話をしながら，「子どもによっては，先生方が再登校という目標を一旦脇に置き，『子どもの成長を支える大人の一人としての役割に徹する』と腹をくくっていただいたことで，その子との交流がうまくいくようになり，こうした交流が，中学の間は再登校という形につながらなくても，高校進学など，義務教育終了後に再び社会生活を送るための土台になっている，ということをよく経験します。中学校のうちに何とかしてあげたい，というお気持ちはわかりますが，中学卒業後もその子の人生は続いていきます。自立した大人になるために，今私たちがどんな関わりをすればいいのかという視点で，一緒に支援の方向性を考えていきましょう」といった話をすると，「話を伺って，ちょっと肩の荷が下りました」と，ほっとされる教師の方も少なくない。

　子ども自身が，何とか学校に戻りたいと強く訴えている場合は，まず，「そうなんだね。今はお休みしているけど，いずれ学校に戻りたいと考えているんだね」などと，その気持ちを受け止めることが大切である。子どもの気持ちを無視して，「そうは言っても，学校に戻るというのは大変なことだ

し，学校がすべてじゃないから，無理しない方がいいと思うよ」などと，治療者の考えを押し付けてはならない。そして，面接を重ねる中で，再登校への言及が，現実と直面することからの回避や，親の手前そう言わざるを得ない，といった類いのものではなく，子どもの揺るぎない意思であることが明確になった時には，現実的な方法を子どもと一緒に考えていくことになる。

Ⅲ　子どもの自主性を育てる

　筆者は，不登校の子どもを支援していく際，「子どもの自主性を育てていく」ことを常に心掛けている。具体的には，「子どもが自分で考え，自己決定し，自ら行動していくこと」を支援する，ということである。保護者との面接でも，その重要性を理解してもらえるように努め，連携している教師とも共有することにしている。もちろん，これは，「すべてを子どもの自由にさせる」という意味ではない。子どもの考えに耳を傾け，タイミングを見て大人が選択肢を提示することもあるが，最終的に，子どもが「自分で決めて行動した」と思えるような「仕立て」を用意する，ということである。また，子どもの年齢や発達特性，パーソナリティによっては，「そっと背中を押してあげる」などの微調整が必要な場合もあるが，それでも「自分で決めて行動できた」ことを評価する姿勢が大切である。

Ⅳ 不登校に伴う身体症状に適切に対応する

1．不登校と身体症状の関係

　　不登校の子どもの多くが，その経過中に，腹痛や頭痛などの身体症状を訴えることはよく知られている。齊藤ら[2]は，不登校で児童精神科外来を受診した小中学生のうち，約70％が何らかの身体症状を訴えていると報告している。また，不登校に伴う身体症状の経過は一様ではない。身体症状は，不登校の発現前後に出現し，不登校という状態を本人や周囲がある程度受け入れられるようになると，すみやかに消失する場合が多いが，長期間にわたって症状が持続し，支援がなかなか展開しないケースもある。筆者[4]は，身体症状を伴う不登校の小中学生の追跡調査を行い，①身体表現型（不安や抑うつ等の精神症状は認めず，身体症状への囚われやこだわりが優勢）は，②不安型（不安症状を伴う）や③抑うつ型（抑うつ症状を伴う）と比べて，身体症状も不登校も長期化しやすいことや，身体症状の持続期間と不登校期間が正の相関関係にあり，身体症状を認める時期の子どもへの対応が，不登校の支援において重要な位置を占めていることなどを報告した。

2．身体症状への対応の要点

　　不登校に関連する身体症状としては，肺炎や骨折などの急性疾患や外傷，慢性疾患の悪化などが，不登校の引き金となるものもあるが，本稿ではこれらについては割愛し，不登校の経過中に一般的に認められる，「身体医学的検査で異常が

認められない身体症状」への対応について述べる。

1）身体疾患と鑑別する

　不登校に伴って子どもが身体症状を訴えた際，不登校の支援に携わる者も含め，周りの大人は，比較的安易に「精神的なもの」と解釈してしまいがちである。しかし，例えば頭痛では，脳腫瘍など深刻な身体疾患の可能性も考えられる。したがって，まずは，症状に対して医療機関を受診し，専門的な診療や詳細な検査を受け，身体疾患を除外することが第一である。その上で，不登校に伴う「心理状態に関連して出現する身体症状」として対応していくことになる。

2）身体症状を強化しない・遷延させない

　身体症状を強化する要因や・遷延させる要因としては，以下のようなことが考えられる。
　まず，医療機関での頻回の診療や検査である。身体医学的な諸検査によって身体疾患を除外されても，症状は持続するため，不安に感じた保護者が別の医療機関の受診や検査を希望することも多い。前述した「身体表現型」の子どものように，子ども自身がさらなる検査を求めることもある。こうした諸検査の繰り返しは，子どもの身体症状への関心を高め，「自分は体の病気だ」という認識を強化してしまう恐れがある。また，医療機関を受診するたびに，医師から「異常はない」「精神的なもの」と片付けられてしまうことで，ますます身体症状に「しがみつき」やすくなる場合もある。さらに，保護者が，「詐病」や「怠け」と捉えて登校を強制したり，「身体症

状がよくなれば登校できるはず」と考えて身体治療に躍起になることが，症状を強化・遷延させてしまう場合もある。

　したがって，こうした事態を避けるためには，まず，保護者や教師に，こうした悪循環のメカニズムを理解してもらい，治療者の姿勢（後述）と同じように，「症状自体は認めつつも，過度に注目し過ぎず，日々の生活の過ごし方を子どもと一緒に考えていく」ことを支持していくことになる。

3）身体症状をめぐる子どもとのやり取り

　児童精神科を受診するまでに，子どもたちの多くは，すでに小児科で，「身体的に異常がない」「精神的なもの」と診断されている。筆者は，「検査で異常がなくても，お腹が痛くなるというのは，君の年頃にはよくありますね」「頭が痛くなると，何もする気が起こらなかったりしてつらいね」など，まず，身体症状の存在を認め，そのつらさを汲むことから始める。その上で，「前のお医者さんに『精神的なもの』って言われて，どう思いましたか？」とか，「ストレスがかかると体の症状が起こりやすい，と一般的に言われているんだけど，何か思い当たることはありますか？」などと質問してみる。こうした問いかけに対して，子どもがどんな反応を示すかを観察し，その他の症状や性格傾向，保護者の対応など，子どもの全体像を評価しながら，どんなタイプの身体症状かを判断し，アプローチの仕方を定めていく。タイプによって対応は多少異なるが，基本的には，身体症状についてはその存在を認めつつも，あまり大きな関心を払わず，「体調と相談しながら，日常生活をどう工夫していくか一緒に考えよう」

という姿勢で臨んでいる。そして面接を重ねる中で，子どもが身体症状を「手放し」て，本来の課題に取り組めるよう支援することを心掛けている。

V　その時々の子どもの心理状態を推察する

　保護者や教師から，「朝，お友だちに登校の誘いに来てもらうのはどうでしょうか？」，「お友達にプリントを届けてもらうのはどうでしょうか？」，「担任が家庭訪問するのはどうでしょうか？」など，対応に関する質問を受けることがしばしばある。そうした時，筆者は，「今，お子さんはどんな気持ちで日々を過ごしていると予想されますか？」などと質問し，周囲の大人が「子どもが今どんな心理状態にあるのかを考える」習慣を身につけるよう助言している。それは，大まかに言うと，子どもが，「今は学校と距離を置きたがっている」のか，「今は学校に行けていなくても，学校とつながっていることで安心する」のかを推察する，ということである。前者であれば，当然，保護者や教師の質問内容は逆効果になるだろうし，後者であれば，子どもと相談して詳細を詰めていけばよいだろう。

　子どもの気持ちを推察する役割は，基本的には保護者が担うことになる。しかし，「そう言われても，子どもの気持ちがよくわかりません」と困惑する保護者もいる。そうした時には，「確かに，我が子と言えども，どう考えているかわからない時も多いですよね。そんな時は，ざっくばらんにお子さんに聞いてみたらいかがでしょう。例えば，『今度，先生

がお家に来てあなたと話してみたいって連絡が来て，あなたの気持ちが大事だから，ちょっと待ってもらっているんだけど，あなたはどう思う？』などと尋ねてみましょう。そして，お子さんの反応を注意深く観察しましょう。お子さんが『絶対にやめてくれ！』などと拒否した場合は，やめておく方が無難ですね。『来てもいいけど，俺は会わないよ』などの返事が返ってきたら，担任にもそれを伝え，本人の意思を尊重してもらう形で訪問してもらうのはいかがでしょう。『別にいいよ』なら，そうしてみることになりますかね。難しいのは，何も答えない場合や，『母さんに任せる』と預けられた場合ですね。表情が悪くなくて，自分で決めるのが苦手なタイプなのであれば，お母さんが決めるのも一つの手です。ただ，後になって『本当は来てほしくなかった』などと親子で揉めそうな場合には，『あなたがそうしたいと思ってからにしよう』と，あくまで本人の意思表示を待つ方が無難かもしれませんね」などと返している。

　いずれにしても，保護者が「子どもが今どんな心理状態にあるのかを推察する習慣を身につける」，「迷った時にはざっくばらんに本人に聞いてみる」ことができるよう支援していくことが大切である。

Ⅵ　それぞれの子どもに合った，支援やステップアップの方法を柔軟に設定する

　不登校に伴うさまざまな感情が和らぎ，子どもが再び外の世界に目を向けて動き出す姿は，十人十色である。したがっ

て，子どもの年齢や発達特性，パーソナリティーなどを考慮しながら，その子に合った支援の計画を立てる。これは，当然のことのようで，なかなか難しいものである。最近は少なくなったと思うが，以前は，学校や相談機関において，登校刺激をしない時期や，保健室登校を促す時期など，比較的「画一的」な支援がなされているという話を耳にすることが多かった。

　また，子どものペースを超えた目標設定をしない，ということも極めて大切である。たいていの場合，大人が決めたペースや方法で展開させようとしても，うまくいかないことが多い。例えば，不登校の小学生が，しばらく自宅で休息した後，保護者や教師の勧めで，やっと学校の保健室に顔を出せるようになったとする。そうすると，大人は，そう間をおかずに，「次は，帰りの会に顔を出してみよう」と次のステップを提案しがちである。しかし，子どもにとっては，今は保健室に顔を出すという行動だけで精一杯なため，次のステップを提示されたことで，保健室に顔を出すことも渋るようになってしまう，という事態に陥りかねない。こうしたことを防ぐためには，次の手順を繰り返していくとよい。

　①ステップアップしたら，子どもがそのステージに十分慣れ，「これでは物足りないな」という雰囲気になるくらいまで，時間をかける。
　②そろそろ次のステージにすすんでも大丈夫かな，と判断したら，子どもに選択肢として新たなステップ（可能なら複数）を提案し，時間をかけて考えてもらい，子ども

が決意したところでステップアップする。その際，疲れたら，元のステージに戻れることも保証する。

③→①に戻る

そして，保護者や教師には，「一般的に，子どもが新しいステージに慣れ，次にステップアップするためのエネルギーが溜まるのには，大人が思うよりも時間がかかるようです。エネルギーが溜まる前にステップアップを求められると，息切れしたり，『ステップアップすると，またすぐに新しいことを求められるのでは』といった不安が高まり，不登校に逆戻りすることにつながりかねません。この『二度目の挫折』の傷は深く，大人に対する不信感も増強してしまうため，その後の支援がとても大変になります。ですので，くれぐれも『子どものペースを超えた目標設定をしない』ということを肝に銘じておいていただきたいと思います」などと付け加える。

Ⅶ　子どもの心が揺れやすい時期，動きやすい時期を知っておく

不登校の子どもたちは，一見平気そうに振る舞っていても，周囲の視線や学校の様子が気になっていたり，将来への不安が頭をよぎるなど，さまざまな気持ちが渦巻いているものである。普段はこうした気持ちに蓋をして生活していても，心が揺れやすい時期というのが存在するようである。例えば，学年の変わり目，小6の終盤，中2の終盤，中3のはじめ，中3の夏休み明け，中3の年末，などである。こうした時期は，

心が揺さぶられ，不安定になりやすい時期であると同時に，心が動きやすい時期，すなわち，自分自身と向き合いやすい時期でもある。したがって，こうした子どもの心が揺れやすい時期，動きやすい時期を熟知し，子どもの不安を受け止めながら，子どもと向き合うタイミングを図ることになる。筆者は，不登校の中学生たちと向かい合う時期として，彼らが中学卒業後の生活について現実的に考え始めることが多い，中2の終盤を最も重視している。

Ⅷ 利用できる社会資源や中学卒業後の進路先について，情報を把握し適切な助言をする

不登校の子どもたちが，再び外の世界に目を向け始め，動き出す準備が整ったと判断した時に，学校だけではなく，フリースクールや適応指導教室など，地域で利用できる社会資源の情報を把握しておく必要がある。それは，名称や連絡先といった表面的な情報だけではなく，日々のプログラムや，通っている子どもたちの様子，担当スタッフの職種や支援の方針など，その子どもがやっていけそうかどうかを判断するための情報を把握しておくことが望ましい。そのためには，地域の研修会や事例検討会などに積極的に関与し，各施設のスタッフとの交流を深め，「顔の見える」関係を築くことが大切である。こうしたことは，子どもが通い始めるようになった時，その後の連携に重要な役割を果たすことにもなる。

また，中学3年生の子どもが，卒業後の生活について考え始めた時には，「進路をどのように考えればいいのか」，「選

択可能な進路にはどのようなものがあるか」といったことについて，適切に助言をしなければならない。中学校の教師が，新しく設立された進路先の情報に疎い場合，学校から情報を得られず，子どもや保護者が困惑することもある。また，中学校と疎遠になっている子どもの場合には，面接での「進路相談」が重要な意味を持つことになる。

　静岡県立こども病院こころの診療科では，主治医が子どもや保護者と中学卒業後の進路について検討していく際に，精神保健福祉士と心理士が中心となって作成した，「不登校の子どもたちの進路の選択肢」というパンフレットを利用している。このパンフレットには，高校の情報だけではなく，高卒認定の紹介や，「就労を考えるなら」，「中学卒業後の居場所を考えるなら」など進学以外の選択肢も「進路」として載せており，高校以外の道を検討する子どもや保護者に，「それも立派な進路の一つである」と伝えることを意図している。

IX　再登校した時，子どもは過剰適応を示しがちであることを理解する

　学年の変わり目，小学校から中学校，中学校から高校など，しばらく遠ざかっていた「学校」に子どもが再び顔を出す時，子どもの心の中にはさまざまな気持ちが渦巻いている。

　ここでは，高校から再スタートするケースを例にとって，説明してみよう。

　子どもが，「ちゃんと行けるかな」，「本当に大丈夫かな」など，不安感を抱いていることは想像に難くない。また，「(中

学校の時のような）失敗はしたくない」と肩に力が入り緊張している子どももいるであろう。もちろん，新しい学校生活に対する期待感も抱いている。

　こうしたさまざまな感情を抱きながらも，入学式を迎え無事登校できた時，子どもは安堵感や達成感を抱くであろうし，ある種の高揚感に包まれることもある。その後，登校を続けることになるが，この時，周囲の大人が留意しておかなければならないことがいくつかある。一つめは，新しい環境に適応するためには，普段よりもたくさんのエネルギーを消費しなければならない，すなわち過剰適応的な振る舞いをしやすい，ということである。過剰適応というのは，不登校の子どもに特有の現象ではなく，新しい環境に適応する際にとることが多い，一般的な行動様式である。読者の皆さんも，転勤など職場環境が変わった際，「仕事を早く覚えよう」，「職場の人たちと良好な関係を早く築こう」などと考え，普段よりたくさんのエネルギーを使って，すみやかに適応しようと努力するであろう。この行動様式が過剰適応である。通常は，新しい職場に慣れ，仕事を覚えるにつれて，次第に肩の力も抜け，普段通りのペースに戻るものであるが，不登校の子どもたちは，なかなかそう簡単にはいかないことが多い。その最も大きな要因は，「再不登校への不安と恐怖」であり，そのために「力を抜けない」「1日も休めない」のである。実際，面接で，「1日も休まずに行ってるんですよ！」と嬉しそうに報告する保護者とは対照的に，子どもは「1回休んじゃうと，前みたいに二度と行けなくなりそうで，怖くて休めない」などと述べ，親子の温度差が著しいケースがある。120％の

力を出し続けることは困難であり，こうした「休めない」状態で頑張り続けると，心身の疲労が蓄積し，ピンチの時がやって来ることになる。

　したがって，こうした過剰適応のメカニズムや対処法を，周囲の大人が熟知しておくことは極めて重要である。そして，こうした状況に陥りやすい子どもには，本人にもガイダンスをおこない，親子で共通理解できるとよい。筆者は対処の要点として，主に次のような話をしている。

- 平日に睡眠と栄養を十分に取る。「ストレス解消」と称して深夜までゲームをするのは厳禁，課題を完全に終わらせようと寝不足になることも避ける。
- 週末のうち，少なくとも日曜日はのんびり体を休める。「気分転換しよう」と早朝から遠出をするなど，「楽しいけど疲れる」過ごし方は当面避ける。夜更かしし過ぎて生活リズムが狂うと，月曜日がしんどくなるので注意する。
- アルバイトは，学校に十分慣れて体力にゆとりが出るまでしない。早くても夏休みの短期アルバイト。2年目の生活を順調に滑り出せたら考える，というのがおすすめである。
- こうした工夫をしても，新しい生活が始まると，ついつい120％の力を出してしまうため，心身の疲労が蓄積し，ちょっとしたストレスで，ピンチになる時が来る。その時期は，ゴールデン・ウィークの前後，夏休み前，夏休み明けなど，人によってさまざまである。こうした時に

は，無理をせず，「ちょっとひと休みして，エネルギーを溜めてから動き出そう」などと考え，時には休養することも大切である。

　こうしたガイダンスをしておくと，親子が，スタート時の生活の過ごし方に気をつけたり，行き詰まりかけた時に，「これが主治医の言っていたピンチってやつだね。ちょっと頑張り過ぎたんだね。少し休養しようか」などと，ゆとりを持って受け止め，適切に対処することが可能になる。

第3章

初回面接の要点

子どもの心の臨床において，初回面接は極めて重要であるが，不登校の場合，筆者は，特に以下のことを重視している。

- 「子どもといかにつながることができるか」
- 「親といかにつながることができるか」
- 「不登校に至るストーリーを，正確に把握できるか」
- 「当面の対応について，的確なガイダンスができるか」

　本章では，子どもとの面接を中心に，不登校における初回面接の要点について述べる。なお，初回面接の一般的な事柄については，付章の「児童精神科臨床における初回面接の要点」を参照いただきたい。

I　子どもとの初回面接

1．子どもとの初回面接の主な目的

　不登校の子どもたちは，保護者や教師など周囲の大人から，ひとしきり登校を促された末に病院を受診することが多い。また，自発的に受診する子どもは少なく，「気がすすまないけど，学校に行ってないから断れないし，仕方ないか」というように，受診に消極的な場合がほとんどである。中には無理やり連れて来られたり，行き先を告げられないまま車に乗せられ，気づいたら病院だった，というような，いわば「だまし討ち」に遭って受診する子どももいる。

　こうした受診経過を踏まえ，筆者は，子どもとの初回面接において，まず，子どもに「この大人（治療者）は，ただ学

校に行かせようとするだけの人間ではなさそうだな」,「あまり気乗りしなかったけど,まあこの次も一応来てみるかな」などと思ってもらえることを目指している。

2．導入

　　待合室で挨拶し,診察室へ導く。席を勧め,お互いに着席した後で,改めて自己紹介をする。そして,児童精神科の概要（どういう子どもが来院して,どういう相談や治療をするところか,など）について簡単なガイダンスをおこなう。

　　次に,誰に勧められ,何について相談しようと言われ,それについて本人はどう思ったか,など,来院の経過や理由について尋ねる。そして,子どもが「消極的な受診」の場合や,「無理やり連れて来られた」あるいは「だまし討ち」の場合には,不本意ながら病院に来る事になったことをきちんと労うことが,子どもとつながるための第一歩となる。例えば,受診に対する気持ちについて,「あまり来たくなかった」と述べた場合は,「そうだったんだね。本当は気が進まなかったのに,来てくれてご苦労さま。でも,僕としては親御さんだけの話より,主人公である君の話を聞けるので,とても助かります」などと返す。また,遠方から来院した子どもには,「遠いところから来てくれたので,早起きしなくてはいけなかったでしょうから,大変だったね」などの言葉を添える。

3．治療者のスタンスを伝える

　　子どもは,治療者を「学校に行かせようとする人間かどうか」,「大人（親や教師）側か自分の側か」などを見定めよう

としていることが多いので，不登校に対する治療者のスタンスを早めに伝えておく。来院の理由を聞いても，不登校の話題が出なかった場合には，問診票などを見ながら，「お母さんは学校を休んでいることを心配しているみたいだね」と，不登校が保護者の主訴であることを明確にしてから伝える。

　筆者は，「ここは，『将来のことを考えたら，無理してでも学校に行った方がいいよ』などと，学校に行くのを勧めるところではありません。君自身の考えを聞きながら，これからどんなふうに生活していこうかとか，君らしくやっていける方法を一緒に作戦会議するところです。それと，この病院には，たくさんの子どもたちが学校のことで相談に来てくれているので，他の子がどんなやり方をしているかを紹介することもできます」などと伝えている。

4．不登校以外の話題に移る

　治療者のスタンスを伝えたら，そのまま不登校の話題にどんどん入っていかずに，一呼吸おく。例えば，「これからいくつか質問しますので，答えられることにだけ答えてくれればいいですよ」などと前置きして，体調，睡眠，食欲や趣味など，本人が答えやすい内容について質問すると，子どもも肩の力が抜けやすい。

　その後，本人の様子を見ながら，精神症状や家族の状況などについても問診する。

5．不登校の話題に戻る

　問診が一通り終わったところで，再び不登校の話題に戻る。

まず、子どもが、不登校の状況をどう捉えているかを尋ねてみる。以下のようにさまざまな反応がある。

①拒否的……「いや別に」「言いたくない」
②否定的……「体調がよくなれば学校に行く」「私は不登校じゃない」
③具体的な外的要因……「いじめられたから」「先生が怖いから」
④漠然とした外的要因……「学校の雰囲気が嫌」「学校がなんとなく怖い」
⑤内的要因……「やる気が出ない」「元気が出ない」
⑥言語化できない……「わからない」「なんとなく」「……（無言）」

その後、不登校に対する保護者の態度や学校からのアプローチ、それに対してどう考えているか、などについても、子どもが答えてくれそうな雰囲気であれば尋ねておく。

6．今後どうしていきたいかを尋ねる

不登校にまつわる話が一通り終わったところで、「あなた自身は、これからどんな生活を送ろうと考えているのかな」などと質問してみる。子どもからは、「学校には行かない」、「わからない」、「考えていない」、「体の症状さえ治れば行く」、「できれば少しずつ学校に行く」、「〜年生になったら行く」など、さまざまな答えが返ってくる。なかなか答えられない子もいるが、その時は「しばらくは、このままお休みしておこうっ

て感じかな？」などと助け船を出す。

　この段階で，子どもの答えがどこまで本音に近いかを見極めるのはなかなか難しい。したがって，「今はそんなふうに考えているんだね」などと，子どもの考えを受け止めるだけにとどめ，「それじゃあ○○してみよう」などと踏み込まない方が無難である。

7．まとめのガイダンス

　子ども面接が一通り終了した段階で，子ども向けのガイダンスをおこなう。ガイダンスには，以下のような内容を組み込む。

1）再度，来院を労い，治療者のスタンスを明確にする

　例：「あんまり来たくなかったのに，大変だったね。いろいろ話してくれてありがとう。最初にも話したけど，ここは無理に学校に行けと言ったりするところではなく，これからどんな生活を送っていけば君が君らしく過ごせるかを一緒に考えたり，困っていることを相談したりするところです。主人公は君だから，君の考えを中心にすすめていきたいと思っています。僕からは，ここに相談に来てくれているたくさんの子たちが，どんなふうにやってきたかを紹介しますから，一緒に作戦会議をしていきましょう」

2）診たてについてわかりやすい言葉で伝え，
当面の方向性を提示して，本人の意見を聞く

例：「今日の話を聞いて，学校でとてもつらいことがあったことがよくわかりました。今は全体的にエネルギーが少なくなって，元気が出にくい状態のように思います。しばらくからだを休めて，これからどうするかについては，体調とも相談しながらゆっくり一緒に考えていきたいと思うけど，どうかな？」

3）保護者に対して何かリクエストがあれば，
保護者面接で話題にできることを伝える

例：「今日はお母さんが来てくれているみたいだけど，お母さんに僕から言ってほしいことがあれば，交代した後でお話しすることもできるけど，何かあるかな？」

4）次回の来院について話をする

例：「この後で，お母さんとも次に来てもらう日を相談しようと思うけど，よかったらまた病院に来てくれるかな？」

5）再度，面接に付き合ってくれたことを労い，
親との交代を促す

例：「じゃあ今度はお母さんのお話を聞いてみるね。今日は本当にお疲れさまでした」

8．子どもが次回の来院を拒んだ時

　　子どもが「もう病院には来たくない」とかたくなに拒否した場合には，「そんなに病院に来るのが嫌だったんだね。それなのに来てくれてありがとう。ご苦労さまだったね」「僕としては，できれば主人公である，あなたの意見を聞きながらすすめていきたいけど，どうしても来たくないっていう気持ちが強いなら，この次は無理しなくてもいいですよ」などと，深追いしない方が無難である。そして，「ただ，お母さんたちは，どんなふうに子どものことを応援していけばいいのか迷っていて，親だけでも相談に来たいって希望することが結構多いです。あなたのお母さんがそう希望した場合には，お母さんだけ来てもらおうと思うので，それは了解してね。よろしくお願いします。それと，お母さんから話を聞く中で，やっぱり主人公の意見も聞きたいと思った時には，お母さんを通じて声をかけるので，その時は顔を見せてほしいと思います」などと，保護者だけ通院することは了解してもらい，必要な時には本人にも来院してほしいことを，さりげなく伝えておく。但し，精神疾患が認められ，薬物療法も含めて治療が必要な場合は，当然通院を勧めることになる。

II　保護者との初回面接の要点

1．保護者との初回面接の目的

　　保護者との初回面接で聴取すべき内容は，これまでの経過や生育歴，子どもの現在の様子，家族の状況など，多岐にわたり，まとめのガイダンスを含め，すべてのことを初回面接

でおこなうのはなかなか難しい。そのため，時間が足りない場合には，聴取項目の一部を後日に回すこともある。

　筆者は，保護者との初回面接では，「子どもの不登校をめぐるさまざまな感情が少し和らぎ，当面の対応の方向がおぼろげながら見え，とりあえず次回も来てみようと思ってもらえること」を重視している。

2. 不登校にまつわる保護者の感情を和らげる，保護者の気持ちを汲む

　子どもが学校に行けなくなったことによって，子どもと同じく，保護者の気持ちも大きく揺さぶられている。そこには，我が子が学校に行けなくなったことへの戸惑い，子どもの将来への不安，動こうとしない子どもへの苛立ち，学校の対応への不満，世間体，など，さまざまな感情が渦巻いている。また，「自分の育て方が悪かったのではないか」といった罪責感も抱きやすい。たとえ，いじめや教師の態度など，学校側に不登校の原因があると主張している保護者であっても，心の奥底ではこうした罪責感を抱えている，と考えておく方が無難である。また，明らかに，保護者を含めた家族の要因が大きいと思われるケースであっても，いきなりそのことを指摘して保護者を腐らせたり，「祖父母とは別居した方がいい」などと，すぐには実行できないプランを提示して保護者を困惑させる，といったことは慎むべきである。なぜなら，保護者が受診に対して抵抗や疑問を感じ，その結果，通院が途絶えてしまうことになると，子どもの支援ができなくなり，元も子もなくなってしまうからである。それどころか，医療

や相談機関全般に対する不信感につながってしまうことにもなりかねない。したがって，治療者は，初回面接のみならず，それ以降も，不登校にまつわる保護者のさまざまな気持ちを汲みつつ，それらが和らぐように関わっていかなければならない。その上で，保護者が家族の課題にも向き合うことを支持していくことになる。

3. 再登校にまつわる保護者の希望を受け止めつつ，子どもの苦悩を理解できるよう支援する

　初診時は，保護者の多くが，少しでも早く子どもに学校に行けるようになってほしい，と訴える。不登校のことで困って来院しているのであるから，当然と言えば当然である。子どもによっては，初診の段階で「この子はちょっと無理そうだな」と判断することもあるが，そうした場合でも，治療者は，「お母さんが，少しでも早く学校に戻ってほしいと願うのは，親御さんとして自然な気持ちだと思います」などと，まず，保護者の気持ちを受け止めることが大切である。その上で，「まずは，お子さんの心の中の状態や，周囲の状況について一緒に考えてみましょう。それから，これまで相談に来られた子どもさんたちの一般的な経過についてもお話しします。そういったことも参考にしていただき，当面の方向性を一緒に考えていきましょう」と，子どもの苦悩や不登校の一般的な経過に目を向けられるよう支援していくとよい。間違っても「いやあ，お母さん，それは無理ですよ。こういう状態の時，子どもというのは……」などと，保護者の希望を頭から否定し，子どもの気持ちを解説するようなことをしてはならない。

保護者の多くは，受診までの間に，登校をめぐって子どもと格闘してきているため，今後の展開が容易くないことをうすうす気づいていることも多い。治療者に気持ちを受け止めてもらったことで，「そうは言っても，これまで，あの手この手で登校を促してきてもうまくいかなかったし，そう簡単にはいかないのかもしれませんね」などと，肩の力が抜け，その後の面接がスムーズにすすむようになる保護者も多い。

4．問診後，診たてや当面の対応などについてガイダンスをおこなう

　子どもの不登校の経過や，現在の様子，学校の状況，生育歴，子どものパーソナリティ，家族の状況などを聴取した上で，初診段階での診たて，すなわち，子どもの不登校の全体像を，保護者が理解できるように説明していく（第1章参照）。また，不安障害や気分障害などの精神疾患が認められる場合には，疾患と治療の内容についても説明する。さらに，発達障がいを疑う場合には，説明に加えて，発達検査などの提案をしたくなるところだが，不登校という主訴で来院している保護者の中には「そんなことは希望していない」「子どもが発達障がいだから不登校になったと言うんですか？」などと不信感を招いてしまうこともあるため，初回面接で発達障がいを取り扱うかどうかは，慎重に判断しなければならない。

　次に，当面の対応について，ガイダンスをおこなうことになる。それは，あまり長期的なものではなく，極端に言えば，次回の来院までの対応だけでもよい。というのは，受診という出来事の後で，良くも悪くも，子どもの態度や行動が変化し，早い時期に対応の修正を迫られることが少なからずある

ためである。

　具体的には，以下のような手順でおこなう。

①子どもとの面接の中で，治療者が子どもと話し合った「当面の対応」を保護者に説明する。
②保護者の希望や考えを聞き，子どもと話し合った内容を尊重することを基本としつつ，必要に応じて追加・修正する。但し，追加や修正は，深刻な自傷や家庭内暴力など，子どもが面接の中では話題にせず，この段階で介入すべき状態と判断した場合など，最小限にしておいた方が望ましい。それは，子どもが，保護者や治療者が自分の考えを尊重してくれたと感じ，受診について肯定的な印象を持ってもらうためである。このことを保護者に丁寧に説明し，理解を促していく。
③追加・修正点について，子どもにどう話すかを協議し，保護者の了解を得る。

　その他，保護者が，少しゆとりを持って子どもと付き合えるよう，不登校の一般的な経過や大まかな予後などを話すこともある（第1章参照）。

Ⅲ　合同面接の要点

　保護者との面接が終了したら，再び子どもを診察室に招き，保護者と同席で面接をおこなう。保護者面接の間，長い時間待たせたことを詫びた後で，まとめの面接を始める。その主

な目的は，今後の過ごし方の再確認である．特に，保護者面接で，追加・修正した場合には，丁寧に説明し，子どもの意見を聞き，必要に応じて再協議する，という手続きを踏むことになる．

こうして，子どもも保護者も，次回までの過ごし方についてある程度納得が得られたことや，次回の面接について確認し，初回面接を終える．

Ⅳ　初診後の支援計画の作成

さて，初診が終了した段階で，診たてを整理し，次回以降の面接に備えて，今後の治療・支援の計画を大まかに立てておく．主な項目は以下の通りである．

1．本人へのアプローチ

①精神医学的治療（薬物療法を含む），心理治療（プレイセラピーを含む）の必要性
②心理検査の必要性（能力，自我機能など）
③日常生活（生活リズム，ゲームへの没頭など），行動上の問題（自傷，家庭内暴力など）への介入の必要性
④その後の展開についての予測
⑤利用できる社会資源のリストアップ

2．保護者へのアプローチ

①保護者の特徴に基づいた支援の仕方
②子どもの不登校への対応に対する介入の必要性(両親間，

　　　　　親と祖父母間の調整も含む）
　　　　③家族内葛藤に対する介入の必要性（同胞の不登校も含む）
　　　　④保護者自身のサポートの必要性

3．学校へのアプローチ
　　　　①連携に対する保護者の考え
　　　　②学校の対応への介入の必要性
　　　　③直接コンタクトを取る相手（担任，養護教諭，スクール・カウンセラー，校長，など）

4．関係機関へのアプローチ
　　　　①児童相談所との連携の必要性（児童虐待が疑われる場合など）
　　　　②フリースクールや適応指導教室との連携の必要性（子どもが通所している場合）

第4章

学校との連携

I　不登校支援における学校との連携の難しさ

　　学校との連携は，不登校の場合，発達障がいや，他の情緒や行動の問題を持つ子どもの場合と比べて，やや複雑である。その主な理由としては以下のようなものが挙げられる。学校と連携を図る際には，こうしたことを念頭に，連携がより有効なものになるような気配りが必要となる。

1．学校は不登校という現象の中に存在する

　　学校は，不登校という現象の内側に存在しているが（第1章参照），すべての教師がそのことを理解しているとは言いがたい。学校と連携するためには，まず，この点について共通理解を図ることが重要なのだが，これがなかなか難しい。また，子どもと教師の関係が，不登校の主な要因と考えられるケースもあり，保護者が学校との連携に否定的な場合もある。

2．子どもの状況を把握しにくい

　　「学校に来て」さまざまな問題を起こす子どもたちと異なり，不登校の子どもは「学校に顔を見せない」ため，教師は子どもの状況を把握しにくい。特に，不登校のまま学年が上がり，前担任が転勤している場合には，情報が少ない上に，子どもと会う手がかりすら掴めずに困惑していることも多い。

3．子どもに登校してほしいという思いが強い

教師という職業柄，子どもに登校してほしいと考えるのは，ある意味当然のことである。不登校になって間もない時期は，保護者の思いとも一致しやすいため，「保護者・教師」VS「子ども」という構図になりやすい。その後，保護者が子どもの心理状態を理解できるようになると，「教師」VS「子ども・保護者」の構図に変化したり，保護者が子どもと教師の「板挟み」になることがある。そして，教師への対応に苦慮した保護者が，苦し紛れに「病院の先生に指示されましたから」などと教師からのアプローチを断ったりすると，連携が難しくなることがある。

4．医療に対してネガティブな印象を抱いていることがある

不登校に限ったことではないが，教師の中には，過去に医師との連携を図った際に，「忙しいと断られた」「学校の対応について一方的に非難をされた」といった体験から，「医療は敷居が高い」「医療との連携はやりにくい」など，ネガティブな印象を持っていて，連携に消極的なことがある。

II　教師という職業の特徴と，学校のシステムを理解する

教師とスムーズに連携するためには，まず，教師という職業の特徴と，学校のシステムを理解することが前提となる。以下，医師が知っておくべき主な事柄について述べる。

1．教師1年目でも30〜40人の子どもを単独で担任する。

例えば医師の場合，1年目に単独で主治医になることはない。まず，上級医師の診察に陪席したり，上級医師の指導の下で初歩的な技術を学ぶといった研修を一定期間受ける。そして，その上で，上級医師とペアで患者を担当するのが一般的である。

一方，教師は，4月1日に学校に着任し，1週間もたたないうちに30〜40人の子どもの担任として教壇に立つのである。しかも，複数担任制をとっている学校はほとんどないため，新人教師が単独で学級を運営することになる。この状況で，子ども一人一人に適切に対応するのが，いかに困難なことかは明らかである。ベテランの教師であっても，30〜40人の子ども全員の特徴や課題を短期間で把握するのは，なかなか難しい仕事であろう。したがって，教師が，特に経験の浅い教師が，子どもの理解や対応について不十分であったとしても，それは，学校や教師個人の課題というよりも，現在の教師の育成システムの課題であり，そのシステムの中で教師たちも苦労していることを理解しておく必要がある。

2．医師と教師では，子どもとの交流の質と量が異なる

医師が職場で出会うのは，そのほとんどが情緒や行動の問題を持つ子どもであり，彼らの支援・治療を生業としている。一方，教師は，健康な子どもから情緒や行動の問題を持つ子どもまで，多様な子どもたちと日々接しているが，情緒や行動の問題を持つ子どもへの支援について，専門性が高いわけではない。

こうした子どもとの交流の，質と量の違いを念頭に置いて連携することで，子どもの理解や治療・支援の幅が広がりやすくなる。仮に，医師には「常識」である知識を，異業種である教師が知らなかったとしても，腐らせるような言動は厳に慎み，わかりやすい言葉で丁寧に説明するという態度を心掛けなければならない。

3．子どもの生い立ちや家族の状況について，家族から情報が得にくい

教師たちは，医師と違って，子どもの生い立ちや詳しい家庭の状況などを聴取しづらい立場にあることを認識しておく必要がある。しかし，その一方で，他の教師や，地域からの情報提供によって，家族がわれわれには話していない情報を持っていることがある。いずれにしても，一方だけが把握している情報を共有する場合，その取扱いは慎重でなければならない。

4．学校精神保健や特別支援教育の体制について，学校間でばらつきがある

現在のところ，学校精神保健や特別支援教育の体制について，学校間でかなりばらつきがある，と言わざるを得ない。不登校に限定しても，例えば，保健室登校を認めない学校もあれば，保健室が重要な役割を担っている学校もある。また，いわゆる別室登校についても，単なる場所の提供で，子どもがそこで自習しているだけにとどまっている学校もあれば，教師が交代で子どもと関わり，「別室で子どもが育つ」こと

を心掛けている学校もある。特に，発達障がいを持つ子どもの不登校支援については，特別支援教育の体制自体が十分に整っていないために，連携に苦慮する学校も少なくない。したがって，学校と連携する際には，その学校の支援体制を考慮して，実現可能な支援プランを立てる，という姿勢で協議しなければならない。

Ⅲ 学校との連携の実際

1．学校と連携することについて，保護者の了解を得る

　初診後に，子どもの学校での様子を知りたいなど，われわれ医師が学校と連絡を取りたい場合，まず，保護者の了解を得て，連絡を取り合うことが前提である。学校との関係がうまくいっておらず，保護者が学校との連携に消極的・拒否的な場合は，ひとまず連携は見送り，関係性の改善や保護者の認識の変化を認めた段階で，改めて同意を得ることになる。もちろん，児童虐待が疑われる場合にはこの限りではない。また，学校側から子どもの診たてや対応について，アドバイスを求められた時には，保護者の了解を得ていることを確認する必要がある。

　このように，連携について保護者の了解を得るのは，単に個人情報保護の観点だけでなく，こうしたやり取り自体が，保護者と学校の連携を促すという側面も持っているからである。

2．連携する方法を工夫する

　　　　日々の業務の中に教師との面談を組みこむのは，物理的に容易なことではない。しかし，教師との連携が必要なケースは多いことから，さまざまな工夫が必要となる。

　　筆者は，①電話によるやり取り，②子どもの再診時間の利用（保護者同席が原則），③診察日以外の面談（教師のみとの面談が多い），の3種類を使い分けて，何とかやりくりしている。②の再診時間の利用については，子どもが拒否的・消極的な場合はおこなわないが，時間の構造化がしやすい，保護者と教師の連携の橋渡しができる，などのメリットがある。

3．診たてや今後の方針を共有する

　　　　子どもの診たてや今後の支援方針について，専門用語は使わず，日常的な用語を用いてわかりやすく説明する。そして，教師の意見にも耳を傾ける。

　　前述したように，教師は，職業上，「何とか子どもに学校に戻ってきてもらう」ための方法を提案することが多い。その場合，こちらが再登校は困難と診たてているケースであっても，頭から否定せず，とりあえず選択肢の一つに残しておく。そして，子どもの現在の状態を丁寧に説明した上で，一度挫折した子どもが再登校することの大変さや，支援の最終目標（自立した青年になること）などを，教師が理解できるよう丁寧に説明する。また，ケースによっては，再登校をあえて目標とせずに，教師が子どもと交流することの意義について説明することもある。その上で，当面の支援の方向性に

ついてすり合わせをしていく。保健室登校など，すでに子どもが動き出している場合には，ステップアップのすすめ方などについてアドバイスをおこなう。これらの具体的な内容については，第2章を参照されたい。

　こうした子どもへの対応と併せて，保護者の特徴や，そのことを踏まえた接し方のコツ，具体的な言葉のかけ方についてもアドバイスすると，教師からは喜ばれることが多い。

　いずれにしても，第1回目のミーティングで，診たてや当面の支援の方向性を教師がある程度納得し，折に触れて連携できるような関係づくりができると，子どもの支援もスムーズに運びやすくなる。

第5章

初診以後の子どもとの面接

I　総論

1．基本的なスタンス

　不登校の子どもとの面接において，筆者は，「子どもが自分の状況を受け入れ，将来を考え，自ら決断して行動していけるようになる」ことを支援の柱としている。但し，小学校低学年や受動的な心性が優勢な子ども，発達障がいを持つ子どもの場合には，選択肢の提示の仕方や，「ちょっと背中を押してあげること」など，やや異なるアプローチをとることもある。しかし，その場合でも，子どもに「この大人は，自分の気持ちを無視して勝手に決める人ではない」と感じてもらえるような言葉がけを心掛けている。

　また，子どもと今後の過ごし方などについて話題にする際には，「あなたの場合は，こんなやり方がいいと思うんだけどね……」など，直接その子自身に向けた言い方よりも，「ここに通ってきていた人たちが，よく言ってたことなんだけどね……」とか，「こんなやり方をしてよかったという人が結構多かったんだけどね……」など，一般論の形でさりげなく話す方が，子どもの心に届きやすいようである。その時は黙って聞いているだけで，さほど反応しなかった子どもが，後の面接で，「僕，自分でいろいろ考えてみたんだけど，こうしてみようと思うんだ」などと，かつて治療者が話したアイデアを，さも自分が考えだしたかのように提案してくることがある。そういう場合，筆者は，「なるほど。それは君に合っているかもね。いいアイデアを考えたね」などと返しながら，心の中では「自分で考えたという仕立てができた」と秘かに

喜んでいる。第2章で述べたように，子どもにとって「自分で決めた，自分で選んだ」と実感できることが大切だからである。

2．不登校以外の話題を程々に組み込む

　　不登校の子どもたちとの面接となると，治療者も，つい学校のことやその周辺の話題（現在の生活状況，家庭の状況，身体症状，精神症状，など）に注目してしまい，前のめりになりがちである。しかし，不登校の子どもの支援は，長い期間を要することが多く，毎回同じような話題を繰り返しても事態が展開するとは限らず，むしろ，治療者も子どもも行き詰まってしまいかねない。したがって，子どもが興味・関心を持っていることや趣味の話など，不登校とは直接関係がないようなテーマでやり取りする時間も大切である。このやり取りが，子どもとの関係性を構築する手助けになり，時には，趣味の話から発展して，外界と交流するきっかけになるなど，支援の手がかりにつながることもある。

3．関係性の深まりの中で

　　面接を重ねていくうちに，子どもとの関係が深まり，不登校に関連する重要なテーマや，子どもが抱えている深刻な問題が語られるようになると，本格的な治療的面接が始まったことになる。但し，なかなか面接が深まらなかったり，内面をうまく言語化できない子どももいて，治療者が焦って言語化を促すと，面接への抵抗が高まるリスクがあるので注意が必要である。面接の深まりの中で語られる主な内容としては，

以下のようなことが挙げられる。

①不登校に関する話題：これまで語られなかった本当の撤退理由，不登校状態にあることへの子どもの率直な思い（焦り，不安，苛立ちなど），その他
②これまでの人生におけるさまざまな傷つき
③現在の家族の状況・家族との葛藤（DVや児童虐待の事実を含む）
④現在の心理状態（絶望感，希死念慮など）
⑤今後についての考え，将来の展望

　治療者は，子どもが面接の中で語った話を，その都度整理して，支援や治療の戦略を練り直す，という作業を繰り返していくことになる。ケースによっては，不登校のことはひとまず横におき，優先的に取り組まなければならない問題が明確になることも少なくないが，本稿では，不登校の支援に的を絞って述べることにする。

II　ひきこもりの時期の面接

1．ひきこもりの長期化を防ぐ布石

　学校を休んでいるために，同級生と顔を合わせるのを避ける，他人の目が気になる，などの理由で外出を避けているが，外来にだけは自家用車などで通院しているような子どもに対して，筆者は，比較的早い段階で，ひきこもりの長期化を防ぐ布石を打つことが多い。例えば，「ここに通っていた人た

ちが，18歳とか19歳になって，ここでの相談を卒業する頃によく話してくれることなんだけどね，家にいる時間が長くなると，ますます人前に出るのが苦手になってしまうらしいね。そうすると，中学が終わった後にやりたいことが見つかっても，人前になかなか出られなくて，すぐにやりたいことを始められなかったっていうのが一番つらかったみたい」，「学校にこだわる必要はないけど，人前に出るのが億劫になることだけは，避けておいた方がいいみたいだね」，「いつかやりたいことが見つかった時に，人前に出ることが苦手になってしまったため，やりたいことをあきらめなくちゃいけないのは，もったいないかもしれないね」といったことをさりげなく話しておく。子どもがその時点では特に反応せず，ただ聞いているだけだったとしても，「長期のひきこもりは，先々苦労することが多いみたいだな」とか，「学校はハードルが高いけど，ひきこもりという部分は何とかしていった方がいいみたいだな」などと漠然と感じてもらうだけでも，その先の展開が違ってくるのではないだろうか。

2．直面化のタイミングを見定める

　ゲームに没頭している，昼夜逆転しているなど，日々の過ごし方に変化が認められず，保護者からの報告が「何も変わりません」であったとしても，子どもの心の中では微妙な変化が生じていることが少なくない。治療者には，子どものそうした些細な変化を面接の中で感じとり，次の段階へとうまく導いていく姿勢が求められる。

　いわゆる「低空飛行」ながらも安定してきた時期に，子ど

もが自ら「なんか退屈してきた」と口にすることがしばしばある。筆者は，この「退屈」という言葉を，子どもが現状から少し動きたい気持ちが芽生え始めたことを表すキーワードとして重要視している。しかし，それならばとすぐに「じゃあ，ちょっと○○してみようか」などと提案することは控え，子どもの，動き出したい気持ちが「熟成」するのを待つことにしている。また，家族との交流や面接の中で，社会での出来事の話題が増えてくることが，外界に対する関心が芽生え始めた兆候と考えられることもある。保護者面接で，「子どもが学校のことを話題にするようになった」，「以前は見向きもしなかったフリースクールや適応指導教室のパンフレットについて『あれどこにあったっけ？』と聞いてきた」，などの報告を受けることもある。治療者は，こうした子どもの変化を整理し，子どもとの面接を重ねながら，直面化（現状や今後の生活について子どもと向き合う）のタイミングを検討していく。その際には，子どもの心が揺れやすい時期，動きやすい時期も考慮する（第2章参照）。

　この直面化の面接は，不登校支援の最大の山場といってもよい重要な局面であり，治療者は，このタイミングを読み違えないよう細心の注意を払わなければならない。

3．直面化の工夫

　まず，年齢や，子どもと保護者の関係性，子どもと治療者の関係性などを考慮して，治療者が直面化をおこなうか，親に対して子どもとの話し合いを促すかを判断する。ケースによっては，同席面接でおこなう場合もある。

筆者は，中学生の場合，中学校をどうするかよりも，中学校を卒業した後の生活に焦点をあてて話をすることが多い。このとき，治療者にとっていくつか留意すべきことがある。例えば，面接の中で子どもが「できたら高校には行ってみたいと思ってる」など，やっと本音を言語化した時の対応である。こういった場合に，間髪を入れずに「それだったら今のうちに〇〇しないと」といった返し方は避けなければならない。というのは，保護者から「だったら……」と言われることを懸念して，なかなか本音を言えなかった子どもにとっては，治療者のイメージが保護者のそれと重なってしまい，その後の面接が滞るリスクが高いからである。一方，高校に行きたい気持ちがあるにもかかわらず，情報不足などのために「不登校だったらどうせ高校なんか行けっこない」と思い違いをして，自分の気持ちを言い出せないでいる子どももいる。その場合には，中学校を休んでいても，高校からは頑張りたいという気持ちがあれば，通える学校があることを，あらかじめ伝えておくことが必要となる。

　直面化というのは，子どもがきちんと自分の課題と向き合えるようお膳立てすることであり，決して，子どもを追い詰めるような雰囲気にならないように留意しなければならない。また，子どもが実際に動き出すのには時間がかかることが多いため，すぐに変化がなくても，焦らずどっしり構えるように保護者と確認しておくことも大切である。

　さらに，子どもが反応しない，言い換えれば治療者がタイミングを読み間違えたと判断した場合には，しばし棚上げする，すなわち「仕切り直し」が必要なこともある。

4．直面化の一例

中2の終盤に差し掛かった子どもとの面接を例として示す。
「あと1年ちょっとすれば中学校は卒業，つまり義務教育は終わることになるね。その後は，例えば高卒の資格くらいは取っておこうとか，自分らしく過ごせる学校があれば行こうという気持ちがある人は，自分に合った学校探しをすることになるし，学校は自分らしく生きられる場ではないと思えば働くこともできるね。中学は選べなかったけど，今度は選べる自由があると言えるし，自分で選ばなくてはならない責任がある，とも言えるね。この時期は，中2の他の人たちにも同じ話をしているんだけど，中学をどうするかよりも，中学を卒業したらどうしたいかを考えていくのがいいみたいだね。それが見えてきたら，それに向けて卒業までにどんな準備をしていけばいいのかを，一緒に考えていこうか。それから，これまでここに通ってきていた人たちが，卒業後どんなふうにしているか，紹介することもできるから，君が聞きたくなったら教えてね。いずれにしても主人公は君だから，君の考えを中心にすすめていこう」

Ⅲ　外界との交流の再開へ

上述したような，子どもと向き合う面接がうまく運ぶと，外界との交流の再開を検討する段階へと移行していくことになる。もちろん，こうした面接を行わなくても，子ども自身の健康度が高く，かつ保護者や教師（場合によっては支援者）が「子どもの前進を妨げる対応」をしなければ，「自然に」

この段階にすすむ子どももいる。いずれにしても，ここから子どもとの本格的な共同作業が始まることになる。

　治療者は，外の世界に踏み出すにあたり，子どもが抱えている期待や不安などの感情を面接で取り扱いながら，次のステップにチャレンジしてみたいという子どもの意志を確認した上で，その子に合った選択肢（相談室などの学校内の資源，適応指導教室，フリースクールなど）を提示していく。この時，それぞれの特徴やメリット・デメリットについても丁寧に説明していく。一方，これら教育（≒学校）や不登校に関連した場所に対して抵抗感の強い子どもとは，趣味に関連する活動への参加を一緒に検討することもある。こういったことを時間をかけて子どもと検討しながら，最終的には，「子ども自身が選んだ」という仕立てになるよう心掛けていく。筆者は，この作業を，「子どもが，自分の人生を自分で決断するという，心理的成長の大切な第一歩」と位置づけ，保護者にも理解を促している。

　そして，チャレンジする場や内容が決まったら，どんな事態が予測されるか，どんなことに気をつけて臨むとよいかなど，子どもとの話し合いを重ねていく。さらに，子どもが通う先のスタッフともミーティングをおこない，子どもの特徴や当面の過ごし方，対応の要点などについて確認する。

　このようにして，不登校になって以来，久々に外の世界へ踏み出す準備をすすめていくことになるが，その際，周囲の大人が忘れてはならないことがある。それは，不登校という挫折を一度味わった子どもにとって，再び活動を開始した場所でも行き詰まり，そこにも行けなくなる，すなわち「二度

目の挫折」は，非常にダメージが大きく，深刻なものになりやすい，ということである。このことを避けるために，治療者は，その子に合った場を提案できる力量を身につけなければならないし，保護者や通う先のスタッフに対して「二度目の挫折の深刻さ」をしっかり説明し，理解を促す作業を怠ってはならない。また，子どもに対しては，「二度目の挫折」のダメージを緩和する事前の策として，「うまくやれることより，自ら決断して行動に移せることに価値があると思うよ」とか，「たとえ今回はうまくいかなかったとしても，チャレンジした意義はとても大きいからね」といった言葉をかけておく。

　そして，いざ新しい場へのチャレンジがスタートして間もない時期は，面接の間隔を通常よりも短く設定して，子どもの状態を評価し，無理のないペースを維持することを支持していく。

　子どもが強い対人緊張を自分の課題として自覚し，新しい場にチャレンジするにあたって，その改善に取り組もうという気持ちが認められた時には，薬物療法の導入を提案する場合がある。筆者は，例えば「これまで応援してきた人たちから，集団に入る時の緊張感が強すぎて，外には出てみたいけど，いざとなるとなかなか難しいっていう話をよく聞きます。そういう人たちの中には，不安感や緊張感を和らげるお手伝いとして，お薬を一時的に使いながらチャレンジした人も結構います。君の場合も検討してみる価値はあると思います」などと提案している。もちろん，子どもが服薬を希望した場合には，保護者にも効果や副作用などを説明し，同意を得て

から投薬を開始することになる。

IV 本格的な社会参加へ

　外界との交流が軌道に乗り，家庭外での生活が日常化してくると，子どもとの間で，本格的な社会参加について話題にするタイミングを図ることになる。本格的な社会参加には，原籍校への復帰，中学進学，高校進学，大学進学，就職などが含まれるが，ここでは，高校進学を中心に，本格的な社会参加への支援について述べる。

　中学3年生との面接では，現在の活動の状況についてやり取りしながら，中学卒業後の進路についても話題にしていく。その時期は，子どもがいつから動き出したか，卒業後のことについて話し合う準備ができているのか，などによってまちまちだが，おおむね夏休み前から秋にかけて切り出すことが多い。子どもが，「できれば高校に行ってみたい」気持ちを言語化し，その気持ちが揺るぎないものと判断した場合には，その子に合った学校（複数）に関する情報提供をおこない，それぞれの特徴を丁寧に説明していく。その際，筆者は，第2章で述べたように，当院で作成した「不登校のこどもたちの進路の選択肢」という小冊子を用いることが多い。また，情緒的には落ち着いているものの，中学時代はどこにも行かずに「ひきこもる」ことを選んだ子どもについても，面接の中で高校進学の決意が固まったと判断したら，同様のガイダンスをおこなう。

　学校選びを検討する際に，筆者は，「自分に合っていて，

無理のないペースで通い続けられる学校」を選ぶことの大切さを，子どもに伝えている。それにはまず，その子にとって通い続けるのは難しいだろうと予想される学校は，あらかじめ候補の中から外しておくことが望ましい。しかし，子どもや保護者によっては，インターネットの情報などを元に，とても通えそうもない学校を選択しようとすることもある。その場合には，まず，保護者と話をした上で，本人とも，その学校のメリット・デメリットを詳細に検討し，子どもが現実的な選択ができるよう支援していかなければならない。また，子どもがある高校だけを見学し，やや安易に「あそこに決めました」と報告してきた時には，筆者は，なるべく複数の高校を見学・体験することを勧めている。例えば，「そこもいいと思うけど，決める前に，必ず別の高校を一つか二つは見学してみよう。これは他の子たちにも勧めています。そして，それぞれを比較した上で，改めて『やっぱりこの学校の方が，自分に合っている』とか『こっちなら通い続けられそう』と思えたら，そこを第一候補にしていこう。これから先，大人になっても，いくつかの選択肢の中から選ばなくてはならない場面をたくさん経験していくことになります。そういう時，たいていは，それぞれのメリットとデメリットをよく検討して，『こちらの方がよさそうだな』って決めていくことが多いので，高校選びはその第一歩になるね」などと話すことにしている。

　また，実際には保護者も交えて検討していくことになるが，最終的には「子どもが自分で進路先を選んだ」という形に持っていくことも重要である。これは，子どもの自主性を育てる

（第2章参照）という目的だけではない。すべての子どもが高校生活を順風満帆に過ごせるわけではなく，時期や内容はさまざまながら，どこかの時点で行き詰まってしまう子どもも多い。そういった時に，「自分で選んだ」という仕立てにしておくことで，「自分は本当は行きたくなかったのに」「僕は○○高校がよかったのに，親がそう言ったから」など，周りに責任を求めて現実と向き合うことを避けるのを防ぎ，今後のことについて一緒に考えていきやすい状況にしておく，ということを意図してもいる。

　進路の方向性が定まったら，それまでにどのような備えが必要かについて，本人と検討していく。具体的には，生活リズム，体力，集団の中で過ごす練習，最低限の学力，バスや電車での通学の練習，入試の面接練習，などが挙げられる。こうしたことを検討しているうちに，「遅ればせながら」，ようやく外界との交流を始める子どももいる。また，「中学時代は自宅で過ごす」と決めている子どもの場合には，無理のない範囲で準備していくことを支援していく。筆者は，こうした子どもや，原籍校の教師と距離を置いている子どもに対して，診察時間を利用して「面接練習」をおこなうこともある。

　一方，子どもの中には，自分らしく生きる道として，進学ではなく仕事（アルバイトなども含めて）を選ぶことがある。治療者は，仕事も立派な進路であることをしっかりと伝え，保護者にも子どもの自己決定を評価し，尊重するよう支持していく。そして，子どもがチャレンジしてみたい職種や，働く時間について話し合ったり，実際に職場に見学に行くことを勧めていく。また，この時期になっても動き出しそうにな

く，中学卒業後も，当面は自宅で過ごしていく可能性が高い子どもには，これまでと変わらない態度で日々の生活や困りごとなどの相談を続けていく。

さて，高校進学を選択した場合に話を戻す。具体的な進学先が決定し，3月に入ったら，4月以降に留意するべき事柄についてガイダンスをおこなっていく。主な内容としては，過剰適応から危機的状況に陥るプロセスとその時の対処法，日々の睡眠・栄養の大切さ，週末の過ごし方，アルバイトなどである。詳細は第2章を参照されたい。

4月の新生活を開始した当初は，面接の間隔を短くして丁寧にサポートしていく。但し，普通高校や単位制高校など，診察のために遅刻・早退すると欠席扱いになるなどの理由で，子どもが学校に慣れるまでは受診を避けたいと希望した場合には，保護者面接のみをおこないながら，新生活に慣れてゆとりができた頃を見計らって，子どもの来院を促すこともある。新生活を，行ったり休んだりといった状態でスタートした子どもには，科目ごとのに欠席日数をメモしておくことや，進級に必要な出席時間を確認しておくことなどを，少しユーモラスに推奨することもある。その際，思いがけずにインフルエンザなどに罹患して欠席せざるを得ないこともあるため，「貯金」を残しておくことも付け加える。

その後は，「マラソンに喩えると，初めて走る時，つまり1年生は，どのあたりがしんどいとか，ここを過ぎればちょっと楽になる，といった見通しが持てないので大変だけど，2回目，つまり2年生になると，すでに経験しているため，1年間がどんな感じで過ぎるのかが大体わかっているので，少

し余裕を持って臨めるし,だいぶ楽になるみたいだよ」などと言葉をかけながら,最低でも2年目の滑り出しまでは伴走者としてサポートしていくことが多い。

　面接をいつ終結するかは,子どもによってさまざまだが,目安としては,おおむね安定した日々を過ごせるようになり,子どもと保護者が「もう相談に来なくても何とかやっていける」と思うようになった段階,ということになるだろうか。この段階で,終結（筆者は「病院の卒業」と表現することが多い）について話題にし,両者の同意が得られれば,最終面接日を決めることになる。そして,最終面接では,これまでの経過を振り返り,通院し続けた労をねぎらい,今後の生活の留意点などについてガイダンスをおこなった上で,子ども,いや,今や青年となったクライアントを送り出すことになる。

第6章

初診以後の保護者面接

保護者面接は，不登校の子どもを支援していく上で極めて重要であり，不登校で家庭にとどまっている子どもに日々直面している保護者が，保護者自身のさまざまな感情を整理し，子どもの心理状態を理解し，適切に対応していくことは，不登校支援の鍵とも言える。また治療者にとっては，たとえ子どもに信頼されても，保護者の信頼が得られなければ受診が途絶えてしまい，子どもの支援ができなくなるという意味でも，保護者面接の持つ意義は大きい。筆者の普段の臨床における，子どもと保護者それぞれの面接にかける時間の割合を振り返ってみると，子どもの精神病理や家族の抱えている課題などによって多少の違いはあるが，初期はおおむね，子どもが3～4割なのに対して保護者は6～7割と，保護者面接に多くの時間を割くことが多いように思う。そして，面接を重ねて子どもとの関係が深まっていくにつれて，子どもとの面接の割合が増加していく。一方，本人が受診に消極的で，初診以後はなかなか来院してもらえず，保護者のみと面接を継続することもしばしばある。支援や治療に携わっておられる読者の方々も経験されていると思うが，本人が来院しなくても，適切な保護者支援を継続するだけで，状況が展開することも少なくない。また，初診の時はギクシャクしていた子どもと保護者の関係が，保護者面接を続けることで改善し，子どもの再受診につながることもある。こうしたことから，不登校の支援において，保護者との面接は，主人公である子どもとの面接と同等，場合によってはそれ以上に重要な要素となるのである。
　本章では，まず，保護者支援の要点について述べる。次に，

第6章　初診以後の保護者面接　　87

筆者が日頃の面接において、保護者とやり取りしている具体的な事柄について述べてみたい。

I 保護者支援の要点

1．支援の目標を共有する

　　不登校を主な問題として相談に訪れた保護者が、「学校に戻ってほしい」と願うのは極めて自然なことであり、初期の面接では、「親御さんとして、そう願うのは自然なことだと思います」などと返していく。くれぐれもこうした保護者の考えを頭から否定し、保護者を腐らせたり萎縮させたりするようなことがあってはならない。また、保護者の多くは、子どもとの間で登校をめぐるさまざまな格闘の末に受診に至っているため、「登校してほしいのはやまやまだけど、これだけ登校を促してもダメだったから、登校は難しいのかな」とうすうす感じているものである。治療者は、そうした保護者の気持ちをうまく引き出していくことになる。そして、「あんまり目先のことにこだわっても仕方がないから、じっくり付き合うしかないな」と、保護者が腹をくくり始めたなと判断したら、「お子さんを応援する目標は、長い目で見た場合には、自立した青年になることですね」などと支援の目標（第2章参照）を共有していけるように努めていく。このようにして目標の共有がうまくいくと、保護者の中にゆとりができ、治療者の勧める支援と波長が合うようになり、ひいては子どもと保護者の関係性にも良い影響をもたらすのである。

2. 各年代の子どもの心性や発達課題について適切にガイダンスをおこなう

　　不登校が急増する，前思春期（小学校高学年）から思春期（中学生）の保護者が，「うちの子が何を考えているかさっぱり理解できません」などと嘆くことが，しばしばある。そこには，不登校になった挫折感や罪責感のために親を避けたり，思春期の発達課題である「第二の親離れ」のために親への両価的感情が高まる，などの子ども側の要因と，顔を合わせれば学校のことを話題にする，小学校低学年時代の子どものように扱って反発される，などの保護者側の要因が関与し，複雑に絡み合っていることが多い。

　　治療者は，今の子どもの状態や気持ちについて理解を促すだけではなく，この年代の子どもの心性や発達課題，保護者の対応のコツなどについてわかりやすく解説して，保護者が子どもとうまく付き合えるよう支援していかなければならない。

3. 学校との関係のあり方について相談に乗る

　　筆者は，基本的には，学校とは可能な限りよい関係を維持するよう保護者に助言している。というのは，その学校に所属している限り，保護者は何らかの接点を持たなければならないし，子どもの気持ちを汲みながら，子どもと学校の「仲介役」を担わなければならないからである。特に中3の場合，進路に関連したやり取りも生じてくる。もちろん，いじめや体罰など，不登校のきっかけとなる出来事に対する学校の対応や，不登校後の学校の対応に対して，子どもや保護者が強

い不信感を抱いている場合は，この限りではない。

4．家庭内の葛藤を取り扱う

　子どもが登校していた時には表面化していなかった家庭の課題が，子どもの不登校をきっかけに顕在化してくることがしばしばある。具体的には，両親間の子育て観の違いや葛藤（「お前の育て方が悪いからだ」VS「仕事ばかりして子育てに関わろうとしなかったあなたに言われたくないわ」など，不登校の原因の擦り付け合いになることもある），祖父母と両親間の葛藤（嫁-姑の問題など），同胞の問題行動，などが挙げられる。保護者面接の中では，こうした問題も取り扱うことになるが，時には，子どもの不登校のことはひとまず横に置いて，より深刻な課題を優先しなければならないこともある。また，「お兄ちゃんばっかり学校を休んでずるい」と同胞も登校を渋るなど，子どもの不登校に関連して同胞の相談を受けることがある。筆者の場合，事態が深刻になるなど同胞との面接が必要と判断した場合や，同胞の相談に多くの時間を要する場合には，当然同胞のカルテを作って別の時間を設定するが，保護者への簡単なアドバイスだけで事態が好転しそうと判断した場合には，保護者の労力を考慮して，なるべく保護者面接の中で同胞の相談にも乗ることにしている。

5．進路について適切な時期に情報提供していく

　中学生の保護者の場合，当面の心配事として中学卒業後の進路が話題となる。保護者によって多少時期は異なるが，多

くの場合，子どもよりも早い段階で，その地域の不登校の子どもたちが進学する選択肢などの情報を提供することが多い。その際，補足資料として，当院スタッフが作成した進路に関するパンフレットを利用している（第2章参照）。なお，子どもにパンフレットを提示する時期については，ケースごとに判断している。また，進路を考えていく際には，子どもとの面接と同様，複数の学校を見学することや，「無理のないペースで通い続けられる学校」を選ぶよう助言している。

II　保護者面接での具体的なやり取り

1.「子どものモニター担当大臣」に任命する

　今後の支援について保護者と検討していく上で，その時々の子どもの心理状態をできるだけ正確に把握することは欠かせない。また，保護者が日々子どもと接する際にも，子どもが今どんな気持ちでいるかを推し測ってから対応することで，子どもとの気持ちのずれが少なくなり，親子関係がギクシャクすることを減らすことにもつながる。こうしたことから，筆者は，保護者を「子どものモニター担当大臣」と位置づけ，「お子さんの性格や特徴は，今まで一番長く付き合ってきたお母さんやお父さんが誰よりもよくご存じだと思いますし，今現在の心理状態も，毎日一緒に過ごしている親御さんが一番よくわかると思います。ご自分の感覚や判断を信じて，その情報を私に教えてください。つまり，『お子さんのモニター担当大臣』に就任してください。私の方は，これまでたくさんのお子さんや親御さんとお会いしてきていますの

で，その経験に基づいた支援の方法などをお伝えします。その二つを持ち寄って作戦会議をしていけば，いいアイデアが浮かんでくると思います」などと説明している。

このように導入をすることで，「子どもの気持ちがわからない」と自信を失っていた保護者に，「ちょっと自信はありませんが，やってみます」などと，保護者としての役割を意識してもらえることも少なくない。

2．「見守る」ことの大切さを伝える

保護者によっては，何とか学校に行ってもらおうと，あの手この手を使ってもうまくいかなかったり，生活リズムや学習など家庭での過ごし方についてアドバイスしても子どもに反発されて，「もうどうしていいかわかりません。八方ふさがりです」などと訴えることがある。これに対して治療者が，「これまでいろいろと手を尽くしてきたのに，効果が得られなかったということですね。それでは，ここでちょっと小休止して，本人がどんな行動をとるか見守ってみませんか？」などと提案すると，「先生，それは放っておくっていうことですか？　それでいいんですか？」と，すぐには納得できない保護者もいる。

こうした時には「いえいえ，放っておくということではありません。今まで親御さんなりにいろいろ考えて言葉をかけてこられたのだと思いますが，今はうまく伝わらない時期のようなので，ちょっと作戦を変更するということです。例えばお子さんに『これまで，あなたのためと思ってアドバイスしてきたけど，あまり納得していないようだね。しばらくあ

なたに任せてみるから，自分で考えて行動してみて。但し，困った時にはいつでも相談に乗るから言ってね。1～2カ月して，あまりうまくいってないように見えたら，その時は，また私の方から声をかけるね』というように話をして，お子さんに下駄を預けてみませんか？ そして，お子さんが，どうしていくのかをしばらく見守った上で，改めて作戦会議をしましょう。いかがですか？」などと説明し，放っておくのではなく，子どもに任せて見守ることの大切さを伝えている。

3．「楽観的な態度」と「細やかな観察と気配り」の両立を促す

　　子どもとやり取りをする際に，保護者が，子どもが学校に行けないことを「この世の終わり」かのように捉えていると，なかなかうまくいかないものである。親が絶望的な表情をしていれば，子どもにもそれが伝わり，「自分に将来はない」と悲観的になってしまうことさえある。これに対して，保護者の「学校に行かないからといって，命を取られるわけではないし，君のことだから，まあそのうち何とかなるでしょう」といった，いい意味での楽観的な態度が，子どもの救いとなることが多い。また，保護者自身も，そう思うことでゆとりを持って子どもと接することができるようになる。したがって，治療者は，時にはこうした楽観的な態度で接することの大切さを保護者に助言していくことになるが，この時，子どもに「親に見放された」と誤解されないように，子どものちょっとした変化に気づく細やかな観察と気配りの大切さも，伝えなければならない。

4．時には学校に対する「盾」になることを支持する

　一般的に，教師は，何とか子どもに学校に来れるようになってほしいという思いから，電話や家庭訪問などの働きかけをすることが多い。特に，不登校になって間もない時期の，こうした教師のアプローチは，職業柄，ある意味「自然」なことでもある。

　一方，保護者の側は，何とか我が子に学校と接点を維持してほしいと，自ら教師に働きかけを依頼する場合もあるだろうし，「今は逆効果かな」と感じていても，学校に行っていないという負い目から，無下に断れずにいる場合もあるだろう。

　子どもが教師のアプローチを肯定的に受け止めている場合はいいとしても，子どもによっては，「安全地帯」である自宅に学校関係者が入ってくるのは受け入れがたい場合もある。子どもがそういう心境の時に，教師の訪問を保護者が受け入れると，「親はどうせ自分の気持ちなんてわかってくれないんだ」と，子どもが不信感を抱いてしまうことにもなりかねない。子どもによっては，その場では自室に閉じこもり，教師が帰った後で，「何で家に入れたんだ！」と怒って暴れることもある。

　筆者は，子どもが明らかに学校からのアプローチを嫌がっている場合には，「時には親御さんが，学校からのプレッシャーの盾になってあげるということも大切です。そうすることで，お子さんは『お母さんは，僕の気持ちをちゃんとわかって守ってくれるんだな』と，親子の信頼関係を築くことにつながると思います。学校の先生には，『本人は，先生と

お会いすることに気がすすまないようなので，今のところは私が仲介者になって，本人とやり取りしてみます』などと話しておきましょう」といった話をしている。

5．級友を「利用する」ことのリスクを説明する

　登校のお迎えに来てもらう，プリントを届けてもらう，遊びに来てもらうなど，級友をいい意味で「利用する」リスクについてきちんと説明しておく必要がある。こうした支援を考えるのは，小学生のケースに多いと思われる。子ども本人がそのことを喜び，級友との交流が再開し，再登校など事態が好転すれば，支援した級友も達成感を得ることができ，お互いにとって有意義な体験になる。

　しかし，結果が伴わない時には，どうだろうか。最初は教師や保護者に頼まれて，あるいは自発的に，使命感を持ってやってくれていた級友たちも，なかなか結果が伴わないと，次第に「私たちがこれだけやってあげているのに，なんであの子は変わらないの」と苛立ちを感じたり，「もうやらない」と支援を断るようになることもあるだろう。まだ小学生であり，大人の支援者のように気長に待てる級友ばかりでないのは，自然な事である。そして，そのことで子どもと級友の関係に溝ができ，ますます学校に背を向ける，という事態になってしまうこともある。

　したがって，保護者には，うまくいくこともあるが，結果が出ない時にかえってつらくなるリスクもあることを説明し，慎重に検討するよう伝えておく必要がある。学校と連携している場合には，教師にも同じように説明していくことになる。

6．「仕事を辞めた方がいいか」と問われたら

　仕事をしている母親が，「仕事が忙しくて，子どもに関わる時間が少なかったから不登校になってしまったのではないか」といった罪責感を抱いたり，「子どもが不登校で苦しんでいるんだから，母親である自分がそばにいてあげた方がいいのではないか」など，現状を打開する手段として，仕事を辞めた方がいいのではないかと考える場合がある。また，父親や姑などから「子どもが大変な時に仕事している場合じゃないだろう」などと責められて，窮地に追い込まれている場合もある。

　しかし，母親が仕事を辞めて，自宅で24時間子どもと一緒に過ごすことが，必ずしも良い結果につながるとは限らない。小学校低学年の子どもによく見受けられるが，不登校後に情緒が不安定になっていたり，分離不安が高まっていたり，これまで下校時に母親がいないことに寂しい思いを募らせてきた場合などでは，母親が自宅にいることで安定し，前進するエネルギーが充たされることはもちろんある。しかし，「第二の親離れ」が発達課題となる中学生などは，母親との心理的・物理的距離が近くなることで，依存と独立をめぐる葛藤が高まり，かえって親子関係が混乱したり，絶えず「登校」のプレッシャーを感じて母親を避けようとする場合もある。

　一方，母親にとっても，仕事は経済的な観点だけではなく，自己実現という点で重要な意味を持っていることも少なくない。そのため，仕事を辞めたにもかかわらず，子どもに期待したような変化が見られないと，つい「せっかく仕事を辞めたのに，何であんたは……」などと口にして，かえって親子

関係が悪化することもある。

　こうしたことから,「子どものために仕事を辞めた方がいいでしょうか？」の問いに対して,治療者は,どちらを指示するのではなく,上記のような可能性を丁寧に説明し,保護者が納得して身の処し方を選べるよう支援することが大切である。筆者は,こうした時,「子どものために何かを犠牲にして辞めるのではなく,自分がそうしたいから,結果が出ようと出まいと,今は自分が子どもの応援に重点を置きたいということなら,仕事を辞めるのも一つの方法だと思います。結果を出すためにとか,『本当は辞めたくないけれど……』という気持ちだと,もし期待した結果にならなかった時に,お互いが苦しくなってしまいますからね」などとコメントしている。

7.「転校させた方がいいか」と問われたら

　深刻ないじめなど,ケースによっては,転校という選択をせざるを得ない場合もある。そして,転校したことで活き活きと学校生活を再開できるようになる子どもがいることも事実である。しかし,当然のことながら,転校先との関係性によっては,良い結果が待っているとは限らない。公立の場合には,転校をしようと思うと,転居もせざるを得ないことが多く,家族全体への負担や影響も少なくない。転居・転校をしたにもかかわらず,子どもが再び不登校になってしまうと,保護者も冷静に受け止められず,「お前が転校すれば行けるって言ったから,引っ越しまでしたのに」などと子どもを責め,親子関係が緊迫したり,子どもが精神的に追い詰められてし

まうこともある。

　したがって,「転校させた方がいいでしょうか」と保護者に問われた際には，子どもの意思が前提であることを確認して，必ずしも期待した結果が得られない可能性もあること，その時に子どもや保護者自身を責めないこと，などについて丁寧に説明し，親子でよく話し合って結論を出すことを支持していかなければならない。筆者は，こうした時には,「転校先の学校の状況や，既成の集団にスムーズに入っていけるかなど，何が起こるかは予測できないところもあります。転校を選択肢の一つとして考えることは悪くないと思いますが，期待した結果につながらないこともあり得ると，大人はよく理解した上で決めた方がいいと思います。仮に転校して，うまくいかなかったとしても,『あなたが行けるっていうから転校したのに』というような迫り方はしないようにしましょう」などとコメントすることが多い。

8.「勉強がわからなくなるとますます学校に行きにくくなるから」と学習を促す保護者には

　「今は学校に行けなくても，高校には行きたいから，勉強だけはしておきたい」などと，自主的に学習に取り組む子どもは，少ないながらもいる。しかし，不登校直後やひきこもりの初期の子どもたちの多くは,「学校」に関するものを遠ざけておきたいもので，学習はその象徴でもあることから，なかなか学習には目を向けようとしないのが一般的である。こうした時期に,「学校に行かないのは仕方がないとしても，このまま何もしなかったらますます勉強がわからなくなるか

ら，勉強くらいはやろうよ」などと保護者がアドバイスをしても，子どもは耳を貸さず，かえって親子関係がギクシャクしてしまうこともある。

　筆者は，「確かにそういう一面もあるかもしれませんが，勉強をする・しないで家で大荒れになったりすることもあります。一般的には，子ども自身が少し先のことを考えるようになって，勉強もしておこうかなという時に応援するのがよいと思います。学校に行けないで悶々としている子どもが，勉強だけはしておこうっていうケースはあまり多くなくて，学習への関心が出てくるのは，外の世界に目を向けるようになったり，家庭以外の場での生活に参加するようになってから，ということが多いです。しばらくは，子どもさんの様子を見たり，意見を聞いてみてはいかがでしょうか」などとコメントしている。

　また，「学習する」ことが，不登校のいわば「免罪符」になってしまい，現実と向き合うのを避けている，と理解できるケースもある。こうした時には，保護者に治療者の診たてを伝え，対応を一緒に検討する必要がある。

9．生活リズムを整えたいという保護者には

　不登校になって間もない子どもたちが，遅寝遅起きや昼夜逆転の生活リズムになりやすいことは，インターネットやテレビゲームが普及する以前からよく見かける光景である。彼らにとって，朝は，登校をめぐって葛藤が高まる時間帯であるため，意識的であれ無意識的であれ，「寝る」ことによって回避したい，という気持ちと関連しているのであろう。

この時期に，保護者が生活リズムの改善を提案しても，子どもは，保護者が登校させたがっていると感じて，無視したり反発することもある。したがって，不登校の初期段階で，保護者が，子どもの生活リズムを整えたいと相談してきた時には，こうした子どもの心理状態を解説し，子どもが情緒的に不安定な状態を脱してから，改めて検討するようアドバイスしていく。

　そして，治療者からみて，親子の間で生活リズムについて話題にしてもよさそうだなと判断した段階になったら，保護者に，「学校のことはしばらく横に置こう。それとはまったく別のこととして，生活リズムを整えることにチャレンジしてみない？　一緒に朝ごはん食べようよ」などと子どもに提案してみるよう勧める。この時，「生活リズムを立て直すこと」と「学校に行くこと」を明確に切り離し，「あわよくば学校に……」といった色気を出すことは絶対にしないよう強調しておく。

10. 家庭内のルールの取り扱い

　ゲームの時間やお小遣いなどのルールは，家庭によってさまざまである。子どもが不登校になった際に，こうしたルールをどうするか，悩む保護者は多い。筆者は，家庭のルールは，学校に行っていても休んでいても，基本的には大きく変えない方が無難だと考えており，保護者にもそう伝えている。つまり，「あなたは学校へ行っていないからだめ」とか，「学校へ行ったらやってもいい」とか，「学校に行けなくてかわいそうだから，好きなだけやらせてあげよう」などと，登校

の有無と家庭のルールをリンクさせない，ということである。それは，状況が変わった時に修正するのが難しい，「お兄ちゃんは学校に行ってないのにずるい」など，同胞への対応に苦労することが多い，などの理由による。当然，年齢などに応じた個別のルールも，登校の有無とは関係なく，今まで通り実践するようアドバイスすることが多い。

　但し，思春期年代で，インターネットで知り合った他者との交流が，その子の成長にとって不可欠と考えられるような場合などについては，柔軟に対応していくことになる。

11．当面動きそうもない子どもには

　対人緊張が強く，ひきこもりが遷延している場合のように，外界との再会について当面見通しが立たないケースがある。こうした時には，保護者にある意味腹をくくってもらい，家庭において「子どもが育つ」工夫をしていくことを支持することがある。具体的には，本人が興味を持っていることを一緒に体験したり，料理など，自立に必要なスキルを，楽しみながら身につけることを支援する，などである。そして，子どもの変化に応じて，次のステップを一緒に模索していくことになる。

　また，思春期の場合，子どもを家族の主要なメンバーの一人と位置づけ，家庭生活上の諸々のことに子どもの考えを取り入れたり，子どもがある種の役割を担えるよう上手に導くことが，子どもの自尊感情の回復や親子関係の改善につながる場合があることを，保護者が理解できるよう支援していく。例えば，女の子であれば，「家の模様替えをしようと思うん

だけど，カーテンは何色がいいと思う？」などと子どもに意見を求めるのもよいだろうし，男の子であれば，「お母さんだと手が届かないのでお願い」「キャップがきつくてお母さんには開けられないから，ちょっと頼んでもいいかな」などと依頼するのもよいであろう。もちろん，「あなたは学校に行っていないんだから，これくらいは手伝ってよ」などといった言い方は禁句であることを，保護者との間で確認しておく必要がある。

12. 家庭内暴力など家族内葛藤が顕在化しているケースでは

　不登校後，親子の葛藤や対立が顕在化し，不登校よりも家庭内葛藤を取り扱うことが喫緊の課題となっているケースがある。また，保護者がつい登校を促してしまい，そのことが家庭内暴力の引き金になっているケースもある。

　こうした，家庭内葛藤が顕在化して，家庭内の緊張や本人の情緒的混乱が顕在化しているケースの場合には，保護者との間で，「学校へ行く・行かないの前に，まず，お家の中で穏やかに過ごせることを目標にしましょう」など，「家庭で穏やかに過ごせること」を当面の目標にするよう支援していく。その際，「気持ちが不安定では，外の世界に気持ちが向きにくいものです」とか，「最後の味方はやっぱり親なんだな，と思ってもらうことが一番大切です」などの解説も，ケースに応じて組み込んでいくとよい。

13. 小学校6年生の終盤の過ごし方に関するガイダンス

　子どもが小6で，不登校や保健室登校などを呈している場

合，保護者は，修学旅行や卒業写真の撮影，6年生を送る会，卒業式などの行事に参加して自信をつけ，中学校生活につなげてほしいと願いがちである。当然のことながら，多くの教師も，できればそうさせたいと考えているものである。

　こうした小学校生活のまとめに参加することが，中学校へのステップになる子どもがいる一方で，参加することで消耗してしまい，中学校生活という新しい環境に適応するためのエネルギーを，使い果たしてしまう子どももいる。したがって，保護者には，こうした小6の終盤の過ごし方が中学のスタートに与える影響について説明し，我が子がどちらのパターンになる可能性が高いかを見極めるよう促す。そして，後者だと判断した場合には，教師にも理解と協力を促していかなければならない。

　また，「小学校には行かないけど，中学校からは行く」と主張する子どももいる。それに対して，「じゃあ，そのためには小学校の卒業式なんかには出ておいた方がいいんじゃない？」などと勧めて，子どもに反感を買ってしまう保護者がいる。こうした時には，保護者に対して「あなたがそう考えているなら，その作戦でいってみよう。あなたも知っているとは思うけど，小学校と中学校では随分と違いがあるようだから，一緒に調べていこうか」などと，子どもの意志を尊重した上で，中学生活（教科担任制，教室の移動，部活，先輩後輩の関係など）について子どもがイメージしやすいように援助をするよう，アドバイスしていく。その際に，言葉にしなくとも「本当に中学校には行くんでしょうね」といった雰囲気が子どもに伝わらないように気をつけることや，子どもがその時には

中学校から登校しようと思っていても，実際に順調にスタートできるとは限らないため，ゆとりを持って見守ること，などについてもアドバイスしておく必要がある。

14. 義務教育年代の復学と予後の関係についてわかりやすく説明する

保護者が，なかなか動き出さない子どもに不安になり，「このまま中学校に行けないままだったら，この子はどうなってしまうんでしょう」などと訴えてくることがしばしばある。こうした際に筆者は，「中学校時代に学校に戻った子どもが，必ずしも高校の適応がよいとは限りません。むしろ中学に通うことにエネルギーを使いすぎて，息切れしてしまう子どももいます。一方，学校とは相性が合わなくて中学校に戻れなくても，心身のコンディションを整えたり，学校以外の場でさまざまな準備をしながら，自分に合った高校を見つけ，そこでのびのび過ごす子どももいます。中学校に戻ることが必ずしも高校でちゃんとやっていけるための絶対条件ではありません。お子さんに合った方法を一緒に考えていきましょう」などとコメントし，保護者の不安や焦りを和らげるよう努めている。その際，「また，高校には行ったからもう安心というわけではないという調査報告もあります。大切なのは，その子らしい方法で『自立した青年』になれるよう，子どもと一緒に考えていく，ということだと思います」といったコメントを添えることもある。

15. 保護者が子どもと向き合う時の支援

思春期のケースなどで，中学の後半になってもなかなか動

きだせないでいる場合に，保護者が何らかの形で子どもと向き合う，つまり，「このままというわけにはいかないよね」と直面することが，展開のきっかけになるケースがある。その際，治療者は，向き合うのに適切な時期や，具体的な手順（どういう場面で，誰が，どんなふうに話しをするか）などについて，一緒に検討していくことになる。もちろん，直面化する役割を治療者が担うことも多いが，子どもが来院しないケースでは，保護者が担わざるを得ないため，きめの細かい支援が必要となる。

16. 高校生活に向けて

中学時代をさまざまなスタイルで過ごし，「通い続けられる」高校への進学を決断し，無事合格した子どもに対して，保護者がどう振る舞うのがよいか，適切にアドバイスをしていく。筆者は，「入学の準備は粛々とすすめましょう。親御さんが緊張すると，それでなくても緊張しているお子さんに拍車をかけてしまうことになりかねませんからね。それから，『今度は大丈夫でしょうね』という雰囲気も，無言のプレッシャーになるようです。かといって無関心を装うのも不自然ですよね。まあ，心の中はあれこれ心配でも，お子さんの前では役者になって，落ち着いて対応しましょう」などとコメントしている。

また，子どもの面接と同様，過剰適応のメカニズムや新生活の留意点について，ガイダンスをおこなう（第2章参照）。

4月当初から学校を休む日が多く，そのことに焦っている保護者には，「これまで多くのお子さんを応援してきました

が，4月から順調に登校できるお子さんばかりではありません。新しい環境に慣れるのに時間がかかったり，当初はスローペースでスタートする方が長続きするお子さんもいます。あの学校は，そういう子どもさんの状態も理解した上で受け入れてくれていますので，学校と相談しながらゆっくりやっていきましょう」などと，保護者の不安を和らげる言葉がけが必要になる。

17. 終結をめぐって

　第5章で述べたように，面接の終結は，原則として，おおむね安定した日々を過ごせるようになり，子どもと保護者の間で，「もう相談に来なくても何とかやっていける」という結論に達した時とするのが原則となる。しかし，終結をめぐって，子どもと保護者の見解が異なることも多く，そのほとんどは，子どもが「もう来なくても大丈夫」と終結を希望し，保護者は「まだ心配」と継続を希望する場合である。筆者は，子どもの同意が得られた場合は，保護者面接だけを継続することが多い。但し，子どもが，「もう大丈夫って言っているのに」と保護者への不信感を募らせそうな場合には，保護者に「親として心配は尽きないと思いますが，ここは，お子さんの『相談に来なくても大丈夫』という考えを尊重し，一旦終結にしましょう。僕も，今の状態なら親子で乗り切れると思いますよ。どうしても行き詰まったら，その時は連絡をいただくとして，ここはお子さんの顔を立てましょう」などと保護者に理解を促し，終結を勧めている。

　保護者との最終面接では，今後の生活の留意点などについ

てガイダンスをおこなった後で,「初めてここに来た時と比べて,お子さんはとても成長しましたね。ご本人の力はもちろんですが,親御さんたちご家族が,お子さんの力を信じて辛抱強く支えてこられたことがとても大きかったと思います。本当にご苦労様でした」などとこれまでの労をねぎらい,面接を終えることにしている。

第7章

発達障がい児の不登校支援

自閉スペクトラム症を中心に

I　はじめに

　発達障がいに対する理解が広がり，特別支援教育の体制が整備されつつあるにもかかわらず，不登校に占める発達障がい児の割合は増えている印象がある。もちろんそこには，発達障がい概念の広がりといった要因も関与しているであろう。適応指導教室が設置され始めた1990年代は，「発達障がい児は対象外」としていた教室も多かったが，今やそのような条件で運営できる適応指導教室は極めて少ないのではないだろうか。筆者が居住している地域の適応指導教室も，発達障がいの子どもが常に一定の割合を占めている。また，医療機関という特殊な場ではあるが，筆者が外来やショート・ケア（外来の不登校グループ），あるいは病棟（第8章参照）で支援している子どもたちの状況を見ても，発達障がいを持つ子どもの比率は明らかに高くなっている。

　発達障がいを持つ子どもは，その特性ゆえに，学校生活においてストレスを抱えやすく，周囲が適切な配慮を怠れば，不登校のリスクが高まることになる。また，不登校の支援においても，彼らの特性を考慮した工夫が必要となる。本章では，自閉スペクトラム症（以下ASD）を中心に，発達障がいを持つ子どもの不登校について述べる。

II　ASD児の不登校のリスク

　学校生活において，子どもたちは，①集団で適応的に行動する，②他者と協調して学校生活を過ごす，③与えられた課

題をすべてこなす（＝苦手なこと，嫌いなこともやらなければならない），④さまざまな立場の人（同級生，先輩・後輩，同性・異性，担任・教科担任，養護教諭，校長，など）と交流する，といったことを日常的に求められる。さらに，高学年になると，起こりうる事態を予測して判断しなければならない場面が増え，人間関係が複雑になり，学習内容も難しくなる。こう考えると，社会的相互交渉の障害，コミュニケーションの障害，想像力の障害，能力や興味の偏りなどを有するASDの子どもにとって，学校が「生きにくい場」になりやすいことは容易に想像がつく。特に，通常学級に在籍しているASD児にとって，「すべてのことを，皆と同じようにやり遂げる」ことを求められる学校生活は，なかなかしんどい環境といえる。したがって，教師が，学校をASD児にとって少しでも「生きやすい場」にしていく努力を怠れば，不登校に至るリスクが高まることは明らかである。それはASDに限らず，注意欠如・多動症（以下，ADHD）など他の発達障がいの子どもにとっても同様のことが言える。

Ⅲ　ASD児の不登校の特徴

　対人関係の過敏さが顕著なタイプや，感覚過敏や興味の偏りが著しいタイプの中には，早期（場合によっては幼稚園年代）から登校を拒み，不登校になる子どもが少数ながら存在する。これは，多動性や不注意，衝動性などに起因する問題行動を認めながらも，低学年時は学校が「好き」で，不登校に至ることが少ない，ADHD児とは異なる特徴である。また，

早期に不登校に至ったASD児は，登校をかたくなに拒み続ける，ひきこもりが長期間にわたる，相談機関などに保護者が誘っても拒否するなど，支援に苦慮することが多い。このような，早期から社会的活動への抵抗が強いASD児は，基本的には，乳幼児期の健診等で早期に発見され，早期療育や統合保育などを通して，過敏さや対人緊張がある程度和らいでから就学を迎えることが理想であり，保健や福祉など行政の充実による「予防的対応」が極めて重要である。そして，就学に際する申し送りや，保護者が子どもに合った進路（特別支援学級等を含む）を選択できるよう，丁寧に情報提供し相談に応じるといった，教育委員会を中心とした就学システムの充実も欠かせない。

　しかし，低学年から不登校となる子どもは，ASD児全体でみるとさほど多いわけではなく，高度な対人関係を要求されたり，学習内容が難しくなる，前思春期（小学校高学年）以降に不登校となる子どもの方がはるかに多い。低学年からの不登校が，「嫌いな学校にははじめから行かない（それゆえ，不登校をめぐる葛藤が少ないケースもある）」というニュアンスが強いのに対して，前思春期以降の不登校の場合は，「何とか通えていた学校に行けなくなった」，すなわち挫折体験というニュアンスが強い。そのため，子どもによっては，「不登校になった自分」を受け入れられず，「こんな自分は生きている価値がない」などと激しく自分を責めたり，級友や教師に対して強い恨みの感情を抱き続けることがある。時には，いじめや教師からの叱責など，不登校の契機となった場面のフラッシュバックが頻発するなど，情緒不安定な時期が長期

化することもある。また，低学年からの不登校と同様に，一度挫折した原籍校に戻ることを，強固に拒み続ける子どもも少なくない。さらに，「学校という名のつくものには一切行かない」と拒絶する子どももいる。その一方で，学校環境の調整により，短期間で再登校する子どもや，提示された新たな環境に納得できると，すみやかに切り替えて通い始め，スムーズに適応する子どももいる。

　昼夜逆転やゲームへの没頭などは，この年代の不登校の子どもたちが陥りやすい特有な生活パターンと言えるが，発達障がいを持つ子どもでは，こうしたことがより「パターン化」しやすく，なかなか修正が困難な場合が多い。そして，「苦手なことをやらなくていい」「他者と交流しなくてもいい」生活が，あっという間に日常化しやすい。さらに，将来の見通しを持って行動することが困難な特性のために，本人の自主性を尊重するだけでは支援が展開しにくいことも多い。

Ⅳ　支援の原則──通常学級の場合

1．不登校になる前に

　筆者は，ASD児の不登校支援は，「予防」的観点が重要であると考えている。それは，前述したように，彼らにとって，学校環境はもともと「生きにくい場」であり，「ストレスフルな場」であることから，学校全体が，「通常学級における」特別支援教育の充実を図ることで，彼らが不登校になるリスクを少しでも減らすことが可能になるのではないか，との理由による。実際，ASDと診断を受けているにもかかわらず，

学校側の配慮に欠ける対応が，不登校の一因と考えられるケースは少なくない。本来，特別支援教育は，「通常の学級に在籍する発達障がいの可能性のある児童生徒に，特別な教育的支援を行う」という理念からスタートしたはずであるが，筆者には，その実践の場は通級教室や特別支援学級へとシフトし，通常学級における特別支援教育への意識が薄らぎつつあるように見える。しかし，通級教室や特別支援学級で支援を受けられる子どもが，発達障がい全体の一握りに過ぎないという現状を考えると，教育界は，通常学級における特別支援教育の重要性を再認識し，学校のシステムや学級運営を見直す必要があるのではないだろうか。

　さて，予防的観点から見た支援として，主に以下の三つの要素が挙げられるであろう。具体的な内容については，特別支援教育に関する成書に譲り，項目のみ列記する。

①学校環境・教室環境の整備（構造化や授業の工夫などにより，「わかりやすい」「見通しが立つ」「面白い」「飽きない」学校生活を用意する）
②個別の支援プログラムの実践（子どものスキルアップを図り，自尊感情の低下を防ぐ）
③児童・生徒全員のソーシャル・スキルの向上を目的としたプログラムの実践（級友間のトラブルを減らす）

2．不登校になったら

　はじめに強調しておきたいことは，ASD児であっても，これまで述べてきたような一般的な不登校支援を基本とし，

その上で必要に応じて，ASDの特性を考慮した支援を組み込んでいく，ということである。

以下にASDの特性を考慮した支援の要点を簡潔に述べる

1) 不登校の全体像を把握する

特に，本人の特性に関連する要因（対人関係のトラブル，学習の行き詰まり，など）について，詳細に把握するよう努める。

2) 本人の状態を評価する

不登校にまつわる本人の感情，現在の心理状態，不登校後の生活状況などについて把握する。本人の了解を得ることができれば，心理検査を施行し，発達のアンバランスさや対人関係のパターンなどを評価する。

3) 日常生活の過ごし方についてアドバイスをおこなう，ひきこもりの長期化を防ぐための布石を打つ

前述したように，ASDの子どもの中には，ひきこもりや昼夜逆転，ゲームへの没頭などが「日常化」して修正が困難な場合があるため，日常生活の過ごし方について，子どもと一緒にスケジュールを作成するなど，明確なルール作りが必要となることも多い。

また，ひきこもりが遷延する可能性が高いと判断した場合には，例えば，「大人は，仕事や家事などをするのが仕事だけど，義務教育の子どもは学校に行くのが仕事だね。ただ，君にとって，今の学校に行くのがしんどい

ことはよくわかったので，無理に学校に行けなどと言うつもりはありません。学校ではなく，君に合った他の場所でもいいので，月曜日から金曜日は外で活動して，子どもとしてやるべき仕事をしていこう」といった話をして，ひきこもりの長期化を防ぐための布石を打つことがある。但し，ASD圏であっても，子どもの心理状態によっては，安定するまでの一定期間，ひきこもることを保障しなければならないケースがあることは言うまでもない。こうしたやり取りをすすめる中で，子どもが，自分に合った場所があれば活動に参加してもよいという気持ちを持つようになったら，活動場所の選定をすすめていく。

4）適切な環境を用意し，早期に導入する

　まず，子どもとの話し合いの中で，学校に戻りたい気持ちがあるようなら，保護者の同意を得た上で，学校と連絡を取り，子どもの特性を説明しながら，学校環境の修正がどの程度可能かについて検討する。そして，どういう形で学校生活を再開するのが適切か，原案を作成した上で，子どもを交えて微調整していく。

　子どもが，学校以外の場を希望した場合には，地域の資源の中から子どもに適切と考えられる場を選び，そこのスタッフと子どもの特徴について情報交換をおこなう。そして，子どもには，パンフレットや1日のスケジュールなどを提示しながらガイダンスをおこない，まず見学や体験を通して，スタッフと交流することを支援していく。

　子どもが活動を開始した際には，活動する場のスタッフ，

特に，子どもに活動の目標を提示したり，活動中に声がけしたり，活動終了後には子どもと振り返りをおこなうなど，いわゆる「コーチ」の役割を担うスタッフと連絡を取り合い，適切な助言をおこなうよう心掛ける。

5）義務教育終了後の支援

多くの地域では，通常学級に在籍する不登校のASD児の進路先は，発達障がいのない不登校の子どもが利用する高校などになるのではないだろうか。そうした学校の多くは，発達障がいを持つ子どもへの対応や環境整備が十分とは言えないため，入学に際して，子どもの特性や対応のコツなどについて，受け入れ先のスタッフとの打ち合わせが必須となる。また，入学後も学校からの相談に応じるのを保障することで，学校側の受け入れに対する抵抗感を緩和することに役立つ。

また，その後の進路にもよるが，必要に応じて就労支援をおこなう機関と連携するなど，息の長い支援が必要な場合も多い。

V　おわりに

以上，ASDを中心に，発達障がいを持つ子どもの不登校の支援について簡潔に述べた。発達障がいの概念の広がりや変遷に伴い，支援者には柔軟な対応が求められている。例えば，ASD圏に特化した場が適している子どもがいる一方で，ASD特性を有していても，適応指導教室やフリースクール，学校内の相談室などの方が合っている子どももいる（もちろ

ん子どもの特性を踏まえた対応は必要だが)。筆者も，ショート・ケアや入院治療による支援において，ASD圏の子どもたちが，発達障がいのない子どもたちとの交流を重ねることで，さまざまなスキルを学び，成長することを実感している。いずれにしても，発達障がいを持つ子どもの不登校支援への重要性は，今後もますます高まっていくであろう。

第8章

入院治療

I　児童精神科病棟における入院治療とは

1．児童精神科病棟の現状

　我が国の児童精神科病棟を有する医療機関のほとんどが加盟している，全国児童青年精神科医療施設協議会（全児協）の資料[3]によると，平成27年時点で，全国の児童精神科専用病棟・専用病床（病棟の中に独立したユニットを有している）は33病院（23都府県）である。この中で，開放病棟（夜間を除き，入院患者が自由に出入りできる）で，かつ病院内に教育施設を併設している医療機関は6施設であった。こうした医療機関では，本人の同意を前提に，不登校支援の選択肢の一つとして，入院治療を実践していると思われる。筆者は，30年近くにわたって，院内教育施設を併設した児童精神科の開放病棟を有する医療機関に勤務しており，同様の支援を実践している。

2．入院治療の概要

　一般の方々にとって，児童精神科病棟というのはなかなかイメージしにくい場所であろう。

　児童精神科の入院治療とは何か，児童精神科病棟とは何をするところなのか，と問われた際に，筆者[5]は「学校で，家庭で，地域社会で行き詰まった（≒生きていけなくなった）子どもたちを，一定期間引き受け（≒抱え），症状や問題行動を改善し（治療し），それぞれの課題に取り組むことで心理的成長を促し（≒育て），再び外の世界で生きていけるように支援する保護的・支持的な場を提供することである」と

答えている。つまり，「児童精神科病棟は，『治療の場』であると同時に，『子どもを育てる場』としても機能しなければならない」と考えている。こうしたことから，病棟の物理的環境や治療・支援プログラム，マンパワー（医師・看護師・心理士・精神保健福祉士）などの充実や，教育施設の併設が不可欠となっている。入院している子どもたちは，病棟生活の中で，主治医による個人面接や心理士による心理療法，集団療法などのプログラムに参加し，必要に応じて院内教育施設を利用する。また，静岡県立こども病院では，教育・医療スタッフが協力して，校外学習，キャンプ，修学旅行（小6，中3対象）などの野外活動を企画し，子どもたちに参加を促している。また，自らの意志で，中3の終了時まで入院を継続する子どもには，進路指導や進学支援もおこなっている。そして，治療プログラム以外の時間の，看護師をはじめとした治療スタッフの関わりや，入院している子どもとの交流なども，支援・治療の重要な要素と位置づけている。さらに，保護者に対しては，主治医による保護者面接，精神保健福祉士や担当看護師による家族支援，家族会などのプログラムが用意されている。

　さて，不登校の子どもたちが児童精神科病棟を利用する場合には，医師の説明を受けた上で（当院では病棟の見学もおこなっている），自らの意志で入院すること（精神保健福祉法という法律でいうところの任意入院）が前提である。精神保健福祉法では，入院後に「やっぱり自分には合わないから退院したい」などと子どもが希望した場合には，退院できることが保障されている。

II　入院治療への導入を考慮する時

　　不登校の子どもに対して，入院治療への導入を考慮するのは，おおむね以下のような場合である。

1．支援の中で，子どもが外界との再会を決意し，選択肢の一つとして提案する場合

①さまざまな場を検討したが，適切な場が見つからない。

②他者の目が気になるなど，「毎日自宅から出かける」ことが負担で，そのために地域の資源が利用できない（入院治療ならばその負担が少ない）。

③地域の資源を利用しているが，子どもが「物足りない」と感じている。あるいは，治療者が「成長の場として不十分」であり，ステップ・アップが必要と判断した。

④他の資源（適応指導教室・フリースクールなど）でうまく適応できず，再びひきこもったものの，新しい場を求めている。

⑤子ども自身も何とかしたいと思っているが，自宅では生活リズムの乱れが改善しない。

⑥子ども自身も何とかしたいと思っているが，身体症状が長期間改善しない。

⑦知人などからの情報を得て，子どもや保護者から希望してくる。

2. 不登校後，情緒や行動の問題が顕著になり，入院治療が適切と判断した場合[注2]

①不安・抑うつなどの精神症状が改善しない。
②自傷・希死念慮が持続している。
③家族との葛藤・緊張が持続している。

Ⅲ 入院治療にスムーズに導入するには

不登校で相談に訪れている子どもや保護者にとって，入院治療という提案は，いわば想定外であることが多い。したがって，入院治療にスムーズに導入するためには，子どもが「その気になる」工夫が大切である。留意すべき点を以下に述べる。

1. 入院を提案するタイミング

これが最も重要なポイントとなる。子どもが外の世界に一歩踏み出す決意が固まってその機が熟したかどうか，よい選択肢が見つからずに活動の場を求めているか，「このままの状態ではさすがにまずいな」という気持ちがどの程度高まってきているか，などを慎重に見極めて判断しなければならない。子どもの準備が整う前に，治療者が早まって提案すると，子どもは二の足を踏み，その後入院治療の話に乗ってくれないばかりか，面接そのものへの抵抗が強まることにもなりか

注2) 深刻な自傷・自殺企図などの場合には，その治療自体を目的として，入院治療に導入することがある。

ねない。また，主治医が提案するのが原則だが，子どもによっては，家庭で保護者が話を切り出す方が望ましい場合もあるため，その場合には，保護者面接で詳細に打ち合わせる必要がある。

2．丁寧な説明

　　治療者は，入院の提案を保護者が行った場合も含めて，入院治療の内容を子どもに丁寧に説明する。一日の過ごし方や，主なプログラム・行事など，病棟生活がイメージできるように話をする。また，院内学級の概要や，卒業生の進路などを伝えることもある。その他，子どもが入院を決意するための情報として，入院生活のメリット（学校や地域から距離を置いて休養できる，外来よりも主治医が相談に乗れる時間が増える，24時間看護スタッフがいるためつらい時にはサポートできる，学習や進路指導を希望する子どもは院内学級を利用できる，など）や，デメリット（保護者と離れて寂しくなることもある，家庭ほど自由な生活は送れない，24時間他人と生活することは結構しんどい，など）を，できるだけ正確に伝えるように心掛けなければならない。

3．病棟見学

　　入院を提案するタイミングと同時に，病棟見学を勧めるタイミングも重要である。「子どもの中に，入院を前向きに考える気持ちが少しでも出てきた時」がその目安となる。主治医や保護者の思いが先走り，子どもがまだ乗り気でない時に見学すると，建物，備品，他の子ども，スタッフなど，見る

ものすべてがネガティブに見えがちで,入院に尻込みしてしまうことにつながるからである。また,見学に来た子どもが,「ここでやってみようかな」と感じられるような雰囲気作り(案内する看護スタッフの対応や勤務しているスタッフの様子)も重要である。

Ⅳ　うまく導入できたら

上記のような手順を踏み,子どもが,行き詰まった状況を打開するために,親元を離れて見知らぬ世界にチャレンジすることを自ら決意し,入院生活をスタートした時,子どもの心理的な成長は,一歩も二歩も前進したことになる。とはいえ,入院したばかりの子どもの不安は大きいため,彼らが何とか病棟にとどまれるように支援することが,スタッフの最初のミッションとなる。また,子どもの様子が見えなくなって不安になりがちな,保護者を支えることも重要な仕事となる。

そして,病棟生活に慣れた頃を見計らって,さまざまな支援・治療プログラムに導入していくことになる。その後,次第に他児との交流が活発となっていくことも多い。下級生にとっては,中学3年生が進路で七転八倒している姿を見て,後の自分に重ねたり,卒業後病棟へ遊びに来る「卒業生」との交流で,高校生活をイメージするなど,「先輩」と交流する意義も大きい。

V　入院治療による支援を実践してきて

　筆者が不登校の子どもたちと関わり始めた当初は，学校以外に子どもたちの成長を促す場が絶対的に少ない時代で，「学校に行くか，自宅にとどまるか」の二者択一を迫られ，立ち往生していた子どもにとって，院内教育施設の併設された児童精神科病棟の存在意義は大きかったように思う。そのため当時は，比較的健康度の高い子どもが，入院治療を選択することもしばしば認められた。その後，フリースクールや適応指導教室などの地域の資源は増え，こうした子どもたちが児童精神科病棟を利用することはほとんど見かけなくなった。しかし，その一方で，フリースクールや適応指導教室などにも適応できない，自我が脆弱な子どもや，発達障がいを持つ子どもが，不登校で行き詰まった時に利用する場として，医療と教育が連携した児童精神科病棟へのニードは，むしろ以前よりも高まっているようにも見える。

　本来，児童精神科病棟は，子どもの精神疾患の治療をするところであり，不登校支援の場としては，極めて特殊である。しかし，入院当初，とても外の世界で生きていけるようになるとは思えなかった子どもたちが，われわれの予想をはるかに超えて成長し，退院後も，彼らなりのやり方で社会生活を過ごしている姿を見ると，必要としている子どもがいる限り，児童精神科病棟が，不登校の子どもを支える場としても機能し続けていくよう精進していかなければならないと，筆者は常々考えている。

付　章

児童精神科臨床における
初回面接の要点

I　はじめに

　精神科臨床，あるいは，子どものこころの臨床に関する教科書を紐解けば，初回面接の重要性を強調していない書物は皆無であろう。臨床家は，初回面接の出来・不出来が，その後の治療の展開を大きく左右するということを常に心に留め，面接に臨まなければならない。そして，限られた時間の中で最大限の効果が得られるように，さまざまな工夫を行わなければならない。

II　初回面接の意義と目的

　初回面接には「診断のための面接」と「治療関係を結ぶための面接」という二つの目的が内包されている。限られた時間の中で，この二つの目的を両立させ，面接の最後に，その時点での診たてと今後の方針を子どもと保護者に伝える，というのはなかなか大変な作業である。時には，さまざまな理由から，初回面接の時間内では，このすべての目的を達成できないこともある。

　筆者は，初回面接を終えて帰る子どもや保護者が，「病院に来て，まあ良かったな」とか，「また来てみるか」と思ってもらえることにプライオリティーを置いている。

　治療者の最低限のミッション（仕事）としては，以下のようなことが挙げられる。

1. 子どもが，治療者を「まずまず」信用してくれること

　　受診する子どもは，これまでの人生の中で，さまざまな人に出会い，傷つき，他者に対して警戒心や不信感を抱いていることが少なくない。また，前医から「これは精神的なものだから」とか，「当院では手に負えないから入院が必要」などと言われて紹介されてきた子どもの場合，医療機関や医療者に対して不信感を抱いていることもある。

　　こうしたことから，彼らは，自分の前に現れた治療者が，どういう大人で，信頼に値するのかどうか，極端に言えば「敵か味方か」見定めようとしていることがしばしばある。したがって初回面接では，子どもが「この人は自分のことを尊重し，応援してくれる味方だな」と感じてくれることを最優先しなければならない。時には，そのことに時間を費やし，保護者からの詳細な聞き取りなどは，後日にまわさなければならないこともある。

2. 保護者が，「自分たちの苦悩を汲んでもらえた」，「子どもにどう対応していけばよいか，受診前より見通しを持てた」と感じること

　　子どもの情緒や行動の問題のために，医療機関を受診する保護者の気持ちは，なかなか複雑なものである。特に，まだまだ敷居の高い「児童精神科」を受診する場合はなおさらである。

　　まず，保護者が「病気が良くなってほしい」，「立ち直ってほしい」といった期待感を抱くことは自然なことである。また，子どもの症状が深刻であったり，親子の葛藤が顕在化していて，家庭内が緊迫した状況の場合などは，「これで少し

は楽になれるかな」といった期待を抱くこともあるだろう。さらに,「子どもだけではなくて,自分たちにも問題があるだろうから,これを機会に親としての自分たちのことも見直そう」と,自発的に家族の課題に取り組もうとする保護者もいるだろう。

しかし,多くの保護者は,こうしたポジティブな感情だけではなく,ネガティブな感情も同時に抱いているものである。例えば,「子どもをうまく育てられなかった。親として失格だ」といった自責感は,意識的であれ無意識的であれ,ほとんどの保護者が抱いているものである。また,「子どもが苦しんでいるのに何もしてあげられず,子どもに申し訳ない」といった罪責感を抱いている保護者もいる。さらに,「この子は将来どうなってしまうのだろう」と困惑したり,「この子にはもう期待できない」と失望を感じたり,祖父母などに,子育てを責められて落ち込んでいる保護者もいる。その他,発達障がい圏の子どものケースでしばしば認められることだが,学校から医療機関への受診を勧められたことに納得しておらず,「学校から行けと言われたから来ました」と,受診に消極的な保護者もいる。

したがって,治療者が,受診をめぐる保護者のさまざまな感情を理解し,その苦悩を汲むことが,保護者との初回面接の第一歩となるのである。

また,子どもへの対応に苦慮している保護者には,当面の対応についてもガイダンスをおこなわなければならない。詳細な生育歴や家族歴などの聴取に時間を取られてタイムオーバーになり,十分な診たてが出来なかったからと,当面の対

応についての説明をペンディングされてしまっては，保護者としては肩透かしを食った気分に陥ってしまうことだろう。時間配分に留意しながら，必ずまとめの時間を確保して，初回面接で明らかになったことをもとに，「当面はこのように対処してみましょう。そして，今後さらにいろいろとわかってきたところで，一緒に修正していきましょう」といった姿勢で保護者との面接を終わるよう心掛けるべきである。

Ⅲ　面接における治療者の姿勢

1．子どもに対して

　子どものこころの臨床の領域において，治療者はどのようなスタンスや距離感で子どもとの面接に臨むのがよいのであろうか。

　筆者は「子どもであっても，一人の人間として尊重する」「礼儀正しく，それでいてフランクに接する」「暖かい雰囲気ながらも，程々の距離を取って接する」といったことを基本としている。

　ところで，対人関係における距離感というのは，人によってそれぞれ異なるものである。臨床家の中にも，プライベートでは，比較的近い距離感を心地よいと感じる人もいるだろうし，少し遠い方が安心だという人もいるであろう。プライベートでは，距離感の合う者とだけ交流していても差し支えないが，面接の場合，そういうわけにはいかない。「治療者が心地よいと感じる距離感」で子どもと接するのではなく，「子どもが安心と感じる距離感，もしくは，治療関係を築く

上で適切な距離感」にチューニングして接することを心掛けなければならない。

　それにはまず，対人関係における治療者自身の距離感や特徴を自覚しておく必要がある。その上で，面接で子どもと接する時には，距離感の近い人はやや距離を置き，距離感の遠い人はやや距離を近めにして，子どもと面接するよう心掛けるとよいであろう。

　精神科医か小児科医かという，診療科による基本的なスタンスの違いも影響すると思われる。筆者は精神科医であり，成人の精神療法的面接からスタートしていることもあって，成人の患者と面接する時よりも「やや近い」距離感で，子どもと接している。一方，小児科医で子どものこころの診療に携わっている先生方は，精神科医よりも，子どもとの距離感が近い人が多いのではないだろうか。それは，医師としてのスタートが，子ども（乳幼児を含む）の身体を診察することから始まっていることに，その一因があるのではないかと思われる。したがって，小児科医が子どものこころの診療に携わる際には，普段の距離感よりも「やや遠めの」距離感で接するよう心掛けるとよいであろう。

2．保護者に対して

　まず，面接中，保護者自身がほんわりと温かく包まれている，と感じられるような雰囲気作りを心掛けることが大切であることは言うまでもない。

　その上で，保護者を，治療チームの主要メンバーとして位置づける，といった姿勢を基本とするとよいだろう。つまり，

「これまで一番長く子どもと付き合ってきたサポーター」として，保護者を立てる，という姿勢である。たとえ，保護者の養育態度に疑問を感じたとしても，それをいたずらに非難して，保護者の罪悪感を刺激したり，腐らせることは避けなければならない。むしろ，そういった保護者ほど「この子のことを一番理解しているのは，お父さんお母さんですから，お子さんを支えるチームの重要なメンバーとして，われわれの仲間に加わってください」といった言葉をかけ，治療への積極的な参加を促す方がよい。

　もう一つ，特に，臨床家が駆け出しの頃に留意しなければならないことがある。それは，多くの保護者は自分より年上であり，「人生の先輩」として敬意を払いながら面接をおこなう，ということである。例えば，受診にネガティブな感情が優勢な保護者の場合，自分より明らかに年下の治療者に対して，「こんな若造に任せて大丈夫か」といった不安や不満を抱くことがある。すると，駆け出しの臨床家は，本当は自信がないのに，弱みを見せられないと思い，断定的もしくは指示的な口調になり，ますます保護者の不安や不満を駆り立てる，といった悪循環に陥りやすい。したがって，臨床家には，「最も身近なサポーター」あるいは「人生の先輩」として保護者を立てながら，「専門家」として適切な助言をする，というバランス感覚が常に求められていると言える。

Ⅳ　初回面接までの下ごしらえ

　さて，一人の子どもの初診に充てることのできる時間は，

それぞれの医療機関の事情によってさまざまであろう。初診の時間はいくらあっても足りないところだが、現実的には60〜90分くらいというのが一般的であろうか。また、インテイク面接をコメディカルスタッフがしてくれるかどうかによっても、初診のすすめ方はずいぶんと違ってくるであろう。いずれにしても限られた時間の中で、意義のある初回面接にするためには、さまざまな工夫や下ごしらえが必要となる。

1. 問題の経過や生育歴などをあらかじめ保護者に記入していただく

　初診開始前に、問題の経過、家族の状況、生育歴などについて保護者が記したものがあれば、その情報をもとに面接をすすめることができ、インテイク面接が困難な時に、随分と助けられる。もちろん、保護者の記した情報を鵜呑みにするのではなく、詳細を確認したり修正する作業は欠かせない。

　当院では、完全紹介予約制のため、地域医療連携室から「受診日のお知らせ」とともに、詳細な問診票を保護者に送っており、記入して初診時に持参していただいている。緊急受診など、書類を送付する時間がない場合は、少し早めに来院していただき、待合室で記入をお願いしている。筆者が以前に勤務していた静岡県立こころの医療センターは、紹介制ではなかったため、早めに来院していただき、現在の問診票よりも簡便なものを記入していただいていた。また、国立精神・神経センター（現国立国際医療研究センター）国府台病院では、心理士がインテイク面接をしてくれたので、問診票はごく簡単なものしか用いていなかった。なお、国府台病院では、インテイク時に、子どもにクレヨンで木の絵を描いてもらう

ことになっており，これはとても有用であった。

2．子どもの発達がわかる資料を持参していただく

初診時に，母子手帳や通知表，子どもの絵など，子どもの発達がある程度把握できるような資料を持参していただくことも有用である。母子手帳は，単に子どもの発達歴を知る手がかりとなるだけではない。例えば自由記述から，当時の，母親が子どもに対する愛情や関わりが伝わってくることがある。一方，問診票にはそれなりのことが記入してあるのに，母子手帳にはほとんど記載されていない保護者もおり，こうした時には「あら，〜カ月から〜歳頃の記載が抜けてますね。この頃，お母さんは相当お忙しかったんですね？」など，当時の母親の状況や養育態度について，自然に話題を持っていくのに役立つこともある。

3．学校での様子がわかる資料を持参していただく

担任などが，学校での様子を記載した資料なども有用である。特に，発達障がいや，学校での行動の問題を主訴とする子どもの場合，学校からの情報は極めて重要である。保護者というのは，意外と我が子の学校での様子を詳しく把握していないものである。したがって，学校での不適応行動のために受診しているケースで，保護者自身があまり問題を感じていない場合には，学校生活に関する情報がないと，面接が実りの少ないものになってしまうことがある。初診時にこうした資料がなく，治療をすすめていく上で必要と判断した場合には，保護者を通して依頼することになる。ただし，保護者

によっては，担任とうまくいっておらず，治療者が学校と連携することに消極的な場合もあり，そういった保護者には，学校との連携の必要性を理解できるよう支援することを優先する。

4．面接前に評価尺度を記入していただく

　面接前，あるいは子どもと面接している間に，保護者に評価尺度を記入してもらうのも面接をスムーズにすすめるのに有用な場合がある。但し，その場で記入していただくものが多すぎると，保護者の負担感が大きくなり，面接前に「疲れて」しまうこともあるので，注意が必要である。筆者は現在，すべての保護者に記入していただくような評価尺度を用いてはいないが，落ち着きがない，授業をきちんと受けられないなどの主訴で来院した子どもの場合には，子どもとの面接中に保護者にADHD-RSを記入してもらっている。

　一方，子どもに，現在の心身のコンディションを問う質問票や，不安・抑うつなどの自己評価尺度を記入してもらう，という方法もある。これは，面接前に本人の自覚的症状を知るという点では有用な面もある。しかし，不本意な気持ちや，「何をされるのか」と不安な気持ちで受診している子どもにとって，治療者がどんな人間かもわからない段階で，質問票への記入を求められることは，受診への消極的な気持ちを強化するリスクもある，ということをこころにとどめておかなければならない。筆者は，初診前に，子どもに質問票に記入してもらうことはしていない。それは，受診する子どもの病態は，神経症圏，気分障害圏，精神病圏，発達障がい圏，そ

の他の領域も含めて実に多様であること，受診に対する気持ちもさまざまであることなどから，治療者が子どもの顔を見ながら症状について問うことが，治療者−患者関係を築く第一歩と考えているからである。もちろん，面接の中で症状や病態が明確になり，子どもの同意が得られた場合に，評価尺度などに記入してもらうことはある。

5．待合室での子どもや保護者の様子を観察する

　さて，こうした下ごしらえをすませ，面接を開始する前にもう一つ重要な仕事がある。それは，待合室での子どもや保護者の様子を「そっと」観察することである。そこには診断や治療につながるヒントが散りばめられている。待合室では明るく保護者と話していたのに，診察室では暗い表情で深刻な抑うつ症状や希死念慮を言語化したり，待合室ではちょろちょろ動き回っていたのに診察室ではきちんと座って話ができるなど，待合室の様子と診察室での様子を総合的に判断することで，妥当な診たてができることも少なくない。

　まず，子どもに注目してみよう。いかにも不機嫌そうにしていたり，親と離れて座っていたりするのを見ると，「不本意な来院なのかな」とか「どうも今の段階では親子関係はうまくいっていないのかもしれないな」といったことを頭に入れて面接に臨むことになる。なお，当院の問診票には，受診に対する本人の気持ちについての質問（選択肢：①本人も受診を希望している，②気がすすまない受診，③受診の意味をよく理解していない，④その他）を設け，事前に把握しやすいようにしている。また，不安そうな表情で保護者にべった

りくっついて座っている子どもの場合，「子どもだけで面接するのは無理そうかも」と想定して面接を始めることになる。神経性無食欲症の子どもの場合には，痩せ具合や，ぐたっとしてソファーに寝そべっている様子や，かなり痩せているにもかかわらず，立ったままや足踏みなどの「過活動」をしている様子，などを観察することで，早めに入院になりそうかどうかをある程度予測することができる。

　また，一緒に来院した家族の様子を観察すると，子ども同様，有益な情報がもたらされる。両親で来院した場合には，子どもと両親がどのような位置に座り（みんな隣り合わせで座っているか，父親だけ遠く離れた位置に座っているか，など），どのような表情で過ごしているか，誰と誰が言葉を交わしているか，などによって，大まかな家族の力動を推測することができる。また，母親が，落ち着かない子どもに対してどのように接しているか（穏やかに諭しているか，いけないことをきちんと制止しているか，罵声を浴びせたり小突いたりしているか，放っておいてスタッフに任せているか，など）も，母親の養育態度を大まかに知る手掛かりとなる。

　このように，治療者を意識していない「素」に近い様子を観察することは，なかなか有用である。もちろん，待合室の様子に囚われ過ぎて面接に臨むことの危険性も，認識しておかなければならない。

V　時間についての構造化

　本題から少し逸れるかもしれないが，面接の構造化，特に

時間に関する構造化についても触れておきたい。精神療法的面接のトレーニングを受けた臨床家にとっては常識であるが，限られた時間で面接を実り多いものにするために，子どもや家族に，面接にどのくらいの時間を使うことができるかをあらかじめ伝えておくことは，極めて重要な作業である。これは初回面接に限ったことではなく，再診においても，治療者と患者の双方が，お互いに時間を意識し合うことで，一回一回のセッションが治療的に意味のある面接となるのである。

　さて，初回面接の際，トータルでどのくらいの時間を想定しているかを，あらかじめ子どもや保護者に伝えておく。ただし，治療者によって，子どもとの面接，保護者との面接，合同面接，などの組み合わせ方はさまざまであろうし，ケースによってもそれぞれに要する配分が異なるため，厳密なスケジュールを設定することは現実的ではない。筆者は，初診に90分を充てているのだが，可能なら子どもと先に面接し，それが終わった段階で，残り時間をみて，保護者に「残り○○分くらいで，これまでの経過やご家族の状況をお聞きし，その上で今後のことについてお話したいと思います。その後，お子さんも交えてまとめのお話をしますので，ご協力をお願いします」などと話すことにしている。

　また，初診時に，再診の面接時間について伝えておくことも大切である。通常，再診は初診に比べると短時間しか確保できない。このことは臨床家には当たり前のことでも，子どもや家族にとってはそうではなく，事前に知らされないと，初診と同じくらい話を聞いてもらえると思って，面接に臨むことになる。その時，初めて再診の時間を告げるのでは，上

手な構造化とは言えない。初診の終わりに，再診のシステムや時間を伝え，子どもや家族の理解を得ておくことが肝要である。筆者は，「今日は初めて来ていただいたので，約90分間お話をお聞きすることができましたが，たくさんのお子さんがいらっしゃっていて，皆さんとお会いしていかなければなりませんので，2回目からはお一人15分くらいでお願いしています。コンパクトでも有意義な面接にしていきたいと思いますので，ご協力よろしくお願いいたします」などと，話すことにしている。時には，予約の画面をちらっと見てもらい，たくさんの子どもが受診していることを実感していただくこともある。

VI　初回面接で聴取すべき事柄

初回面接で聴取すべき事柄（現病歴，現症，生育歴，家族歴など）の詳細な内容については，成書に譲り，本稿では割愛させていただく。

さて，初診でないと聞きづらい事柄というのがある。その多くは，家族歴や現在の家族状況に関することが多い。例えば，両親が初婚なのかどうか，なれそめ，結婚してからどのくらいの期間を経て妊娠したのか（結婚前の妊娠かも含めて），同居しているメンバーと関係性，精神疾患の遺伝負因の有無，などがある。筆者は，こうした質問をする時には，「初診の時に，皆さんにお聞きしていることなんですけどね」などと前置きしてから始めることにしている。その方が親も話しやすいようである。時に，「それが子どものことと何か関

係あるんですか！」とお叱りを受けることもあるが，その際には，「お子さんを応援していくために，お子さんの全体像を把握していきたいと考えています。そのため，お子さんの生い立ちや現在の様子に加えて，お子さんを支えるご両親をはじめとしたご家族のことも，大切な情報としてお聞きしています。もちろん，どうしても話したくないことについてはお話しいただかなくても構いませんので，よろしくお願いします」などと返すことにしている。こうしたことを，ある程度関係性ができ，しかも限られた再診の時間で改めてこちらから聞くというのは，なかなかしづらいものである。もちろん，面接を重ねる中で，保護者が自発的に打ち明けてくれることも少なくない。

Ⅶ　診たておよび今後の方針についての説明

　本人や家族との面接が一通り終了したところで，初診の段階での診たてと今後の大まかな方向性を伝えて初回面接を終えることになる。学校の情報や心理検査など諸検査の結果を待たないと，正確な診たてや今後の方針が十分にはできないことも多いが，とりあえず，現段階で考えられることや，明日からどんなふうに生活をしていけばよいかについて，適切，かつ，子どもや家族が腑に落ちるように，説明していかなければならない。

　前述したように，筆者は，子どもとの面接，保護者との面接，合同面接を組み合わせて初回面接を行っている。その流れに沿って述べてみたい。

1．子どもへのガイダンス

　子どもに診たてをどう伝えるかは，子どもの年齢，病態水準，苦悩の程度，受診に対する動機や意欲の程度，などによって変わってくるため，一概に論じることは難しい。しかし，どの場合でも共通しているのは，「子どもが理解できる言葉で説明する」ということであろう。そして，その内容を，子どもがどの程度理解できたか，どのくらい納得したかを確認して，子どもへのガイダンスを終了することになる。なお，今後の方針に関しては，保護者との面接も行って総合的に判断しなければならないことも多いため，再度保護者も交えて相談することを告げておく方が無難である。

　子どもへのガイダンスの一例として，小学校高学年のうつ状態の子どもへの説明を示す。

　「いろいろ質問に答えてくれてありがとう。あなたのお話を聞いて，僕はこんなふうに思います。あなたは今，おなかの調子が悪い，だるい，食欲がない，眠れないといった体の不調と，やる気が出なかったり，元気が出なかったり，これまでは楽しめたことが楽しくやれなかったりといった状態のようですね。これは，あなたの体や気持ちのエネルギーが減ってしまっていることから起こっているのだと思います。こうした状態というのは，つらいことがあったり，忙しい生活が長く続いたりすると起こりやすくなります。自動車に喩えると，走りすぎてエンジンがオーバーヒートしていたり，ガソリンがなくなりかけたりしているようなものです。エンジンを休ませたり，ガソリンを補給したりしないと自動車は走れないよね。だから，まず，体や気持ちにエネルギーを溜めて

いくのが一番大切だと思います。エネルギーが溜まってくれば，少しずつ体の調子がよくなったり，やる気も出たりして，以前のような生活が送れるようになっていきます。但し，それには少し時間がかかるので，あせらずゆっくりやっていきましょう。僕も，あなたの体や気持ちにエネルギーが溜まるのを応援したいと思います。一緒に作戦会議をしながら，どうやったらエネルギーが溜まるかを考えていきましょう。とりあえず，エネルギーを溜めるのに一番大切なのは，体や気持ちを休めることです。よく眠れるようになることも大切だね。それから，お薬がエネルギーを溜めるお手伝いをしてくれる場合があるので，それについては，休める方法を工夫しながら，おいおい相談していきましょう。とにかく，しばらくは体を休めることが大切なので，お家の人や学校の先生にも協力してもらいましょう。これからお父さんとお母さんのお話を聞きますので，その後で，今後どうしていくかを，お父さんやお母さんと一緒に相談しましょう」

2．保護者へのガイダンス

　保護者に対しては，子どもの診察結果と，保護者からの情報，持参していただいた資料などに基づいた，初回面接時点での診たて，今後の見通し，治療方針，子どもの苦悩，保護者の対応の基本的姿勢，などについて説明をおこなうことになる。子どもの場合と同様，保護者のパーソナリティーや理解力，精神障害に対する考え（偏見），受診動機や意欲の程度などによって，表現の仕方を工夫しなければならない。また，不登校のケースなどでよくみられることだが，子どもと保護

者の間で今後の方向性に対する考えが大きく異なる場合には，治療者としての考えを説明しながら，子どもとの合同面接の前に，保護者との間で基本方針を確認しておく方がよい。

うつ状態の場合のガイダンスの要点を一例として挙げる。

①現在は，心身のエネルギーが低下した「うつ状態」であると考えられる。そのために倦怠感や食欲低下，不眠などの身体症状や，気力が出ない，集中できない，楽しめない，憂うつといった精神症状が出現している。子どもの場合には，憂うつ感はあまり自覚できず，イライラしやすいことも多いので，成人のうつ病とは違って見えることが多い。「怠けている」，「わがままである」と勘違いされてしまうことも多い。

②以前は，子どもがうつ状態になることは少ないと言われてきたが，現在は子どもにも多く認められることがわかっており，むしろストレスの多い社会の中で増加していると言われている。適切に対処していけばよくなるものだが，よくなったと思えば逆戻りといった経過をたどり，回復に時間がかかることも多いので，あせらず支援していってほしい。

③うつ状態の回復には，子どもの現在の生活を見直し，心身のエネルギーが回復するように環境を工夫していくことが一番重要になる。心身の休養なしに，この状態から回復していくことは困難である。

④「もっと頑張れ」と叱咤激励しても，エネルギーが減っているために思うようにはやれず，頑張れないことでさ

らに気分が落ち込みやすいので，励ますことは避けるべきである。また，気分転換しようと外出に誘っても，疲れやすく，「楽しめなかった」ことが負担になることも多いので，旅行など，エネルギーを使うような行事に無理に誘うことも当面は避けるべきである。

⑤薬物療法が有効なことも多いので，「休養」できる環境を整えても症状が改善しない場合には，薬の使用について一緒に検討していく必要がある。但し，ほとんどの薬は小児の安全性が確立していないため，使用する際にはそのことも含めて，リスクとベネフィットをご説明し，同意をいただいてから開始することになる。薬は症状が改善すればやめることができるので，「飲み始めたら一生飲み続けなければならない」というものではない。

⑥死にたい気持ちが認められる場合には，説得（「おまえが死んだら家族や友だちは悲しむ」など）してもうまくいかないことも多いので，子どもの，死にたくなるくらいつらい気持ちを汲むことを大切にし，死にたい気持ちが高まった時に，子どもが訴えることができるような関係性を築いておく。自殺行動が切迫している場合には，子どもの保護のために入院などの方法が必要となることもある。

⑦うつ状態の回復には，これまでずっと子どもを育ててきた保護者が，支援チームの一員となってくれることが何より大切である。

3．合同面接でのガイダンス

　　最後に，子どもと保護者がそろって面接をおこなうことになる。その内容は，子どもへのガイダンスが基本となるが，保護者との面接後に，診たてや今後の方向性を修正する場合もある。いずれにしても，子どもと保護者の両者に話しかける形で，診たてや今後の大まかな方針を確認して，初回の面接を終了することになる。

Ⅷ　筆者の実践している初回面接の手順について

　　最後に，筆者が実践している初回面接の手順等を簡単に述べる。なお前述した内容と重なる部分は除いてある。

1．挨拶

　　まず，子どもの目線に合わせて，屈んだりしゃがんだりして挨拶している。口調は小学生以下の子どもであっても「～です」「よろしくお願いします」といった「ですます」調で話しかけるが，前述したように，「礼儀正しく，それでいてフランクに接する」よう心掛けている。ちなみに小学生以下の場合には，子どもが緊張しないように，白衣を脱いで会うことにしている。

　　次に，子どもの名前をどう呼んでいるかについて述べる。
　　患者名を静岡太郎（男），富士花子（女）と仮定した場合，年代ごとに筆者がどう読んでいるかを表にして示す。
　　表を見ていただければわかるように，就学前は別として，小学生以上の子どもに対しては，可能な限り苗字で呼ぶよう

表　年代ごとの子どもの呼び方

年代	男子の場合	女子の場合
就学前	太郎くん≫太郎ちゃん	花子さん≦花子ちゃん
小学校低学年	静岡くん or 太郎くん	富士さん or 花子さん
小学校高学年	静岡くん≫太郎くん	富士さん≫花子さん
中学生以上	静岡くん	富士さん

にしている。それは，子どもを，「主人公」として立てていること，個人として尊重していることを子どもに理解してもらうこと，を重視しているからである。また，同様の理由から，就学前の女児以外は「ちゃん」付けで呼ばないようにしている。但し，入院治療に導入して「深い付き合い」になった場合には，やや親しげな呼び方になることもある。しかしそれは，あくまでもその子どもが，その方が治療者との関係性として受け入れやすいと判断した場合に限定している。

2．面接の順番

　筆者は，①子どもとの面接，②保護者との面接，③合同面接，の順番を基本としている。まず，子どもと治療者の二人だけで面接するか，保護者（同伴者）も一緒に面接したいかを，子ども本人に選んでもらう。それは，たとえ不本意な受

診であっても，子どもに「あなたが主人公ですよ」というメッセージを伝えたいためである。年少児であっても，子どもが二人だけでの面接を了解してくれることが意外と多いものである。もちろん，見知らぬ大人と1対1で面接するのが不安で，抵抗を示す子どももおり，その時には無理をせずに保護者と一緒に診察室に入ってもらっている。

　次に，保護者面接に移ることになるが，子どもが単独で待つことに不安が強い場合には，外来スタッフが待合室で一緒に過ごすなどの工夫をしている。保護者から離れられない子どもの場合には，診察室内でお絵描きなどをして過ごしてもらっている。

　稀ではあるが，不本意な来院で，子どもが面接を拒否する場合がある。中には自家用車から降りようとしない子どももいる。そうした時には，本人の所に出向き，保護者の話を聞く許可をもらった上で，保護者の面接から開始することになる。保護者面接が終了した後，再び子どもの所に出向き，「主人公の話も聞きたい」旨の話をする。自殺企図や神経性無食欲症による極度の痩せ，統合失調症を疑わせる症状など，治療的介入が必須の状態でなければ，その時の子どもの意思を尊重して，待合室や自家用車の窓越しのやり取りだけで初回面接を終了とすることが多い。それは，その方が，初診以後の受診につながりやすいと考えているからである。

3. 診療について説明する，受診に伴う気持ちを汲む，来院の理由について尋ねる

　子どもを診察室に導いたら，改めて挨拶し，児童精神科が

何をするところかを簡単に説明する。筆者は「ここは，体のことや生活のことなど，みんなが困っていることについて，気軽に相談に来てくれるところ」，「困っていることが少しでも良くなるように，一緒に作戦会議をしていくところ」などといった説明をしている。

　子どもは，自らの意思というより，心配した保護者に連れて来られたり，学校や他の医療機関から紹介されてしぶしぶ来院することが多い。したがって，受診に伴う気持ちを汲んだり，来院した労をねぎらったりしながら話をすすめていくことが，治療関係を築く前提になる。

　その上で，子ども自身が困っていることについて尋ねてみる。前もって保護者から得た情報と異なっていたり，「困っていることはない」と答えたりする場合には，子どもの考えを認めつつも，問診票を読みながら「親御さんはこんなことを心配しているみたいだね」と話題にして話をすすめていく。

4．問診（身体症状，精神症状，家族状況，学校生活，その他）

　問診では，症状など診断に必要な項目に質問を集中しすぎないで，趣味や好きな食べ物など，年齢に応じて彼らが話しやすい話題を織り交ぜながらすすめていくことが，面接をスムーズにすすめるコツである。また，話したくないことは話さなくてよいこと，保護者に秘密にしてほしいことは原則として守ることなどを保証することも大切である。但し，希死念慮などについては，「あなたを守るために，お父さんお母さんにもわかってもらおう」などと，保護者に伝える同意を得るよう努める。

5．診たてと今後の方針についての説明

一通りの問診が終わったところで，現段階の診たてと今後の方針について，簡単に説明する。保護者の情報がないと説明が十分にできないと判断した時には，「親御さんの話を聞いてから一緒に説明します」と伝える。

6．今後の来院についての確認

「これから，少しでもあなたの生活が楽になるよう応援していきたいと思うので，またここに気軽に来てくれるかな？」などと，通院についての子どもの考えを確認する。もちろん，症状の重篤度によっては，通院の必要性を明確に伝えることもあるが，その場合には最後の合同面接で強調する。

7．改めて来院の労をねぎらう

「病院に来るのは大変だったと思う」「ごくろうさま」などと改めて来院の労をねぎらって子どもとの面接を終了する。

8．親面接

子どもが同席を希望する場合には，同席面接にする場合もある。一人で待っていることが不安そうな子どもの場合には，外来スタッフが付き添うなどの配慮をする。また，子どもが待つ間過ごしやすいように，各年代にあった本や，年少児用のおもちゃ，DVDなどを待合室に備えてある。

9．合同面接

最後に，子どもに再び入室してもらい，両者に話しかける

形で診たてと今後の方針を確認して,初回の面接を終了する。

10. 挨拶

　　一緒に待合室に出て,別れの挨拶をする。帰っていく親子の姿を観察する。

あとがき

　本書は，筆者が単独で執筆した二作目の著作であり，今回も金剛出版の立石正信社長，中村奈々氏のお世話により実現したものである。第一作目の拙著「児童精神科の入院治療――抱えること，育てること」（金剛出版）のあとがきにも記したが，筆者が初めて不登校の子どもと出会ったのは，精神科医になって4年目の夏であった。成人の精神科臨床のノウハウがまったく通用しないことに少なからず衝撃を受け，児童精神科臨床のトレーニングを受けることを決意した。そして，翌年の4月から，当時,不登校臨床のメッカであった，国立精神・神経センター国府台病院のレジデントとして,研修を開始することとなった。いわば，その時の少女が，筆者を児童精神科臨床の世界へと導いてくれたことになる。

　それから，四半世紀が過ぎ，たくさんの不登校の子どもや保護者と出会ってきた。駆け出しの頃は数多くの失敗もし，ご迷惑をおかけしたこともあった。また，今日に至るまで，実に多くのことを教えていただいてもきた。本書は，これまで筆者と付き合ってくれた，子どもたちや保護者の方々へのお礼の気持ちを込めて，そして，これからさまざまな地域で支援を受けるであろう，不登校の子どもたちや保護者の方々のお役に立つことが少しでもできれば，という思いで執筆した。

本書の執筆にあたり，まず，担当してくださった，金剛出版の立石哲郎氏に感謝したい。また，国府台病院時代の恩師であり，筆者の不登校臨床の骨格を作ってくださり，現在もなお示唆に富む助言をしてくださっている，齊藤万比古先生に深謝したい。そして，静岡の地で，共に児童精神科臨床を実践している，静岡県立こども病院こころの診療センターの仲間たちに，この場を借りてこころから感謝の意を表したい。

2018年　暮秋

山崎　透

文　献

1）齊藤万比古（2007）第4軸　不登校の経過の評価．（齊藤万比古編）不登校対応ガイドブック．168-182，中山書店．
2）齊藤万比古・山崎　透・奥村直史他（1992）登校拒否の成因および病態について（1）調査対象にみる"登校拒否"という現象（2）類型をめぐって（3）発現要因をめぐって（親用および教師用アンケートの比較検討）．厚生省「精神・神経疾患研究委託費」2指-15児童・思春期精神障害の成因及び治療に関する研究，平成3年度研究報告書，69-77．
3）全国児童青年精神科医療施設協議会　報告集No.45（2016）．
4）山崎　透（1998）不登校に伴う身体化症状の遷延要因について．児童青年精神医学とその近接領域，39（5）；420-431．
5）山崎　透（2018）新訂増補　児童精神科の入院治療──抱えること，育てること．金剛出版．

著者略歴

山崎　透（やまざき　とおる）

1986 年	山形大学医学部卒業
同	山形大学医学部精神医学教室
同 10 月	南陽市立総合病院精神科
1988 年	二本松会山形病院
1990 年	国立精神・神経センター国府台病院児童精神科
1998 年	静岡県立こころの医療センター
2008 年	静岡県立こども病院　こどもと家族のこころの診療センター

現職：　地方独立行政法人　静岡県立病院機構
　　　　静岡県立こども病院　こころの診療センター長

資格：医学博士
　　　精神保健指定医
　　　日本精神神経学会　専門医
　　　日本児童青年精神医学会　評議員・認定医
　　　子どものこころ専門医
　　　全国児童青年精神科医療施設協議会　代表

著書：「新訂増補　児童精神科の入院治療――抱えること，育てること」金剛出版
　　　「児童青年精神医学セミナーⅠ」（共著）金剛出版
　　　「子どもの心の診療入門」（共著）中山書店
　　　「子どもの精神医学」（共著）金芳堂
　　　「不登校対応ガイドブック」（共著）中山書店
　　　「こどものうつハンドブック」（共著）診断と治療社
　　　「精神科看護エクスペール：思春期・青年期の精神看護」（共著）中山書店
　　　「不登校と適応障害」（共著）岩崎学術出版社　　　　他

訳書：フィフナー「こうすればうまくいく ADHD をもつ子の学校生活」（共監訳）中央法規出版
　　　ハワース「ある少年の心の治療」（共訳）金剛出版

不登校支援の手引き
児童精神科の現場から

2019年1月30日　発行
2022年4月10日　2刷

著　者　山崎　透
発行者　立石正信
装　丁　臼井新太郎
印刷・製本　音羽印刷

発行所　株式会社 金剛出版
〒112-0005　東京都文京区水道1-5-16
電話03-3815-6661　振替00120-6-34848

ISBN978-4-7724-1658-0　C3011　　　Printed in Japan ©2019

不登校の子どもの心とつながる
支援者のための「十二の技」

［著］=吉井健治

● A5判　● 並製　● 226頁　● 定価 **3,520**円
● ISBN978-4-7724-1547-7 C3011

「十二の技」で受けとめ支える
不登校の子どものこころ。
ベテラン心理臨床家の「接し方」
そのかんどころを味わう。

［増補］不登校の児童・思春期精神医学

［著］=齊藤万比古

● A5判　● 並製　● 292頁　● 定価 **3,850**円
● ISBN978-4-7724-1523-1 C3011

不登校と思春期心性には深い関わりがある。
初版刊行から10年，
新たに3章を加え，
不登校の現在の知見を示し増補版とした。

不登校・ひきこもりのための行動活性化
子どもと若者の"心のエネルギー"が
みるみる溜まる認知行動療法

［著］=神村栄一

● A5判　● 並製　● 192頁　● 定価 **3,080**円
● ISBN978-4-7724-1692-4 C3011

子どもと若者のエネルギーをためる具体的な方法は何か？
キーワードは「行動活性化」だった！
現場ですぐに使える実践集。

（価格は10%税込みです）

ポジティブサイコロジー
不登校・ひきこもり支援の新しいカタチ

［著］=一松隈信一郎

●四六判 ●並製 ●196頁 ●定価 **3,080**円
● ISBN978-4-7724-1791-4 C3011

本書はポジティブ・サイコロジーの考え方を示し，それを不登校やひきこもりの子どもたちに対して応用したアプローチを紹介していく。

地域における
ひきこもり支援ガイドブック
長期高年齢化による生活困窮を防ぐ

［編著］=境泉洋

●A5判 ●並製 ●230頁 ●定価 **3,520**円
● ISBN978-4-7724-1582-8 C3011

長期高年齢化するひきこもりの人たちを，地域にどうつなげ，支援するか。生活困窮者自立支援法を踏まえたひきこもり支援のあり方を提案。

CRAFT ひきこもりの
家族支援ワークブック [改訂第二版]
共に生きるために家族ができること

［編著］=境泉洋
［著］=野中俊介　山本 彩　平生尚之

●A5判 ●並製 ●288頁 ●定価 **3,300**円
● ISBN978-4-7724-1836-2 C3011

ひきこもりの若者が回復するために，家族ができる効果的な方法とは？ 認知行動療法の技法を応用した，ひきこもりの若者支援のための治療プログラムとワークブック。

（価格は 10％税込みです）

学校コミュニティへの緊急支援の手引き 第3版

［編］＝福岡県臨床心理士会
［編著］＝窪田由紀

● A5判 ●並製 ● 340頁 ●定価 **4,180**円
● ISBN978-4-7724-1797-6 C3011

事件・事故・災害，突然起こる学校の危機への
対応システムの構築と渦中での対応に，
コロナ禍で展開されてきた支援を加えた第3版。

教師のためのほめ方ケースワーク 20
行動観察で子どもが変わる！　クラスが変わる！

［著］＝小笠原恵

● 四六判 ●並製 ● 200頁 ●定価 **2,420**円
● ISBN978-4-7724-1484-5 C3037

行動を観察すれば子どももクラスもみるみる変化する！
20ケースを題材に，ちょっと困った子どもに悩む
教師のための「ほめ方ガイド」！

子どもの心の問題支援ガイド
教育現場に活かす認知行動療法

［編］＝R・B・メヌッティ　R・W・クリストナー　A・フリーマン
［監訳］＝石川信一　佐藤正二　武藤 崇

● B5判 ●並製 ● 274頁 ●定価 **3,740**円
● ISBN978-4-7724-1630-6 C3011

子どもが学校で示す心の問題，
不安，抑うつ，摂食障害，ADHD，攻撃，いじめについて，
認知行動療法の活用法を具体的に示す。

（価格は10％税込みです）

思春期の心の臨床 [第三版]
日常診療における精神療法

[著]=青木省三

●A5判 ●並製 ●392頁 ●定価 **4,620**円
● ISBN978-4-7724-1795-2 C3011

日常診療における思春期精神科臨床の要点を
事例をまじえて詳述。
児童・思春期臨床四十年余にわたる臨床経験が
本書に凝縮されている。

学校現場から発信する
子どもの自殺予防ガイドブック
いのちの危機と向き合って

[著]=阪中順子

●A5判 ●並製 ●260頁 ●定価 **3,080**円
● ISBN978-4-7724-1444-9 C3011

学校教育の現場で教師・スクールカウンセラーとして
自殺予防教育に関わってきた著者による
子どもの自殺への緊急提言。

[鼎談] なぜ子どもたちは生きづらいのか
「いま」を生き抜くためのヒント

[著]=天童荒太　髙橋良臣　川場哲也

●四六判 ●並製 ●200頁 ●定価 **2,640**円
● ISBN978-4-7724-1869-0 C3037

直木賞作家と臨床家が
コロナ禍の10代の性，家族，教育制度，実存と幸福を語る。
そこから，「いま」を生き抜くためのヒントがみえる。

（価格は 10％税込みです）

[新訂増補] 児童精神科の入院治療
抱えること，育てること

［著］＝山崎 透

● A5判 ● 上製 ● 240頁 ● 定価 **3,520**円
● ISBN978-4-7724-1656-6 C3011

2010年の初版から8年。
この間に子どもの入院治療を取り巻く環境も変わった。
新たに「子どもの神経性無食欲症の入院治療と看護」を加え，
新訂増補版とした。

PEERS 友だち作りのSST ［学校版］
指導者マニュアル

［著］＝エリザベス・A・ローガソン
［訳］＝山田智子

● B5判 ● 並製 ● 480頁 ● 定価 **4,620**円
● ISBN978-4-7724-1891-1 C3011

学校現場に特化した
友だち作りが身につく全16セッション。
課題をひとつずつクリアしていく実践マニュアル。

友だち作りのSST
自閉スペクトラム症と社会性に課題のある
思春期のためのPEERSトレーナーマニュアル

［著］＝エリザベス・A・ローガソン　フレッド・フランクル
［監訳］＝山田智子　大井 学　三浦優生

● B5判 ● 並製 ● 400頁 ● 定価 **4,180**円
● ISBN978-4-7724-1660-3 C3011

発達障害の特性のなかでも
対人関係に課題を抱えた子どもに，
上手な友だち作りのスキルを提供する，SST実践マニュアル。

（価格は10％税込みです）